Über den Autor

Der Autor Ing. Wolfgang Bartl ist Blogger und hat in diesem Buch die wichtigsten Fragen zum Thema Sauna, die in den letzten Jahren von Besuchern seines Sauna-Portals (sauna-portal.com) gestellt wurden, hier in Buchform zusammengefasst.

Gesund und fit durch Sauna

Saunaratgeber

Impressum:

info@sauna-portal.com

ISBN: 9781521936122

Umschlaggestaltung: akira007

Illustration: Laura Koller

Korrektorat: Manuela Grazi

Für eine bessere Lesbarkeit wurde in diesem Buch auf genderspezifische Formulierungen verzichtet – natürlich sind immer Damen und Herren gleichermaßen gemeint.

Ich habe für die Inhalte dieses Buchs sorgfältig recherchiert, kann aber keinerlei Gewähr für die Aktualität, Korrektheit, Vollständigkeit oder Qualität der bereitgestellten Informationen übernehmen. Die Artikel stellen teilweise auch nur meine persönliche Meinung dar, bzw. dienen nur der Unterhaltung und dürfen nicht als Fachberatung verstanden werden.

Inhalt

Vorwort

Ich weiß nicht mehr das genaue Datum, als ich das erste Mal in der Sauna war, aber es war ein Freitag vor ca. 30 Jahren. Es lag Schnee, die Sonne schien, dennoch herrschte eine klirrende, trockene Kälte, als Freunde von der regelmäßigen Saunarunde am Freitagabend sprachen und mich einluden, doch einmal mitzukommen.

Ich war verunsichert. Ich hatte zwar schon von der Sauna gehört, es selbst aber noch nie probiert. Sich nackt zwischen wildfremde Menschen zu setzen, um zu schwitzen, erschien mir etwas eigenartig. Dennoch willigte ich ein, es auszuprobieren. Die öffentliche Sauna war fremd für mich. Ich kannte die örtlichen Gegebenheiten nicht und flüchtete gleich in eine der Umkleidekabinen. Dort entledigte ich mich meiner Kleidung und wickelte mich in ein großes Handtuch. Beim Betreten der Saunalandschaft fühlte ich mich beobachtet und verunsichert, dabei war ich es, der alles rund um mich herum beobachtete. Die anderen Saunagäste schienen komischerweise keinerlei Notiz von mir zu nehmen.

So landete ich im „Schutze meiner Freunde" das erste Mal in der Saunakabine und setzte mich vorsichtshalber auf die untere Bank. Ich hatte doch schon mancherlei Gruselstorys gehört, wie extrem heiß es auf den oberen Bänken werden konnte, dass einem die Ohren brannten, dass man keine Luft mehr bekam usw. Von großem Vorteil empfand ich das Dämmerlicht in der Saunakabine. Bot es doch einen gewissen Schutz vor den Blicken der anderen Besucher.

Dann überraschte mich die Stimmung in der Kabine. Es herrschte eine lockere Atmosphäre, die Leute schienen einander zu kennen. Sie plauderten ungezwungen miteinander, lachten und diskutierten. Sie bezogen mich in ihre Unterhaltung mit ein, als ob ich seit Jahren mit ihnen befreundet wäre.

Es stellte sich heraus, dass die Personen unterschiedlicher nicht hätten sein können. Vom Student über den Maurer und den Installateur bis hin zur Lehrerin und dem Pensionisten war alles vertreten. Alle hatten nur eines gemeinsam: den Spaß am Saunieren!

Manche dieser Leute habe ich danach nie wiedergesehen, einige sind gute Freunde geworden, mit denen ich jahrelang regelmäßig saunierte, mich mit ihnen austauschte, diskutierte und viel von ihnen lernte.

Warum ich diese Geschichte erzähle? Für mich war sie das Schlüsselerlebnis. An diesem Tag habe ich meine Leidenschaft für die Sauna entdeckt, und meine Angst, die sich aus Unwissenheit aufgebaut hatte, abgelegt. Die Leidenschaft ist der Grundstein, warum ich mich seit diesem Tag mit dem Thema Sauna beschäftige und auch einer der Gründe, warum ich nun dieses Buch geschrieben habe.

Vielleicht hilft sie dem einen oder anderen über die erste Hürde hinweg, damit der erste Schritt, sprich der erste Saunabesuch leichter wird. Vielleicht überzeugt diese Geschichte auch andere, zum Sauna-Fan zu werden und dieses entspannende, gesunde Schwitzritual lieben zu lernen.

Gute Unterhaltung bei der Lektüre
wünscht Ihnen

Ihr Wolfgang Bartl

Über dieses Buch

Dieses Buch ist in drei Teile unterteilt:

Saunawissen – Saunafragen – Sauna im Eigenheim

Der erste Teil handelt von der Entstehung der Sauna und der Saunakultur. Ich zeige die Unterschiede der Saunavariationen und Bäder auf und beleuchte den Hintergrund zum Thema Sauna und Gesundheit. Im ersten Teil dieses Buchs soll dem interessierten Leser das Thema Sauna nähergebracht werden und ich versuche zu erläutern, warum die Sauna derart vielfältig ist.

Der zweite Teil dieses Buches beantwortet Fragen zum Thema Sauna, die über mein Sauna-Portal (sauna-portal.com) an uns herangetragen wurden, bzw. die in den Anfängen des Sauna-Portals, im damals bestehenden Saunaforum, diskutiert wurden. Ich habe versucht, je nach Häufigkeit der Anfragen, die Themen zu gewichten.

Der dritte Teil ist jenen Lesern gewidmet, die sich eine Sauna im Eigenheim anschaffen möchten. Sei es als Selbstbauprojekt oder als Maß-Sauna vom Saunafachmann. Der dritte Teil liefert aber nur einen groben Überblick über das Thema Saunabau.

Was Sie nicht in diesem Buch finden: Sie finden keinerlei Baupläne zum Sauna-Bau, keine statischen oder technischen Berechnungen zum Thema Sauna. Hier sind Sie mit anderen Fachbüchern besser bedient.

Saunawissen

Entstehung der Sauna

Was würden Sie raten, wo die Sauna entstanden ist? „In Finnland", sagt die Mehrheit aller Befragten. Aber obwohl der Begriff „Sauna" aus dem Finnischen stammt (und so viel wie Erdgrube oder Schneegrube bedeutet), ist dem aber nicht so! Die älteste bekannte Form der Sauna ist das Steinschwitzbad. Dieses ist schon aus der Steinzeit bekannt.

Archäologen fanden Zeugnisse für die Anwendung des Steinschwitzbades über die gesamte nördliche Halbkugel verteilt. Der Grund für diese große Verbreitung ist einleuchtend. Es war für die Menschen einfacher, die Luft zu erhitzen als Wasser. Wasser hätten sie nur in geeigneten Gefäßen erhitzen können. Derartig große Gefäße wären aber hinderlich beim Umherziehen und im Alltag gewesen. Um Luft zu erhitzen, brauchten die Menschen damals bloß eine geeignete Höhle oder Grube (die sie auch zum Schlafen nutzten) zu finden. Holz war schnell gesammelt und damit ein Feuer entfacht. Auf diese Weise wurde die Luft in der Höhle schnell aufgeheizt. Auch dass in der heißen Luft sehr einfach Steine aufgeheizt werden konnten, fanden die Menschen rasch heraus. Jetzt brauchten sie nur mehr etwas Wasser auf diese heißen Steine zu gießen und hatten schon ihr Schwitzbad zur Körperreinigung. Das Klima zu dieser Zeit war rauer und die Temperaturen niedriger als heute und so scheint es logisch, dass sich die Menschen der Urzeit gerne auf diese Art und Weise aufwärmten und ihren Körper reinigten.

Diese frühe Form des Steinschwitzbades wurde in der Mongolei (Asien) weiterentwickelt. Von dort aus wurde das Schwitzbad von umherziehenden Menschen mitgenommen und kam mit ihnen bis nach Nordamerika, Mexiko und Guatemala. Aber auch den Weg nach Japan und Korea fand dieses Wissen. Forscher vermuten, dass diese Frühform der Sauna bei den Mayas und den Azteken auch rituellen Zwecken gedient hat, weil in der Nähe von Kultstätten oft auch aus Lehm gebaute Badehäuser gefunden wurden.

Einzelne Stämme aus der Mongolei zogen Richtung Westen und so glaubt man, dass über diesen Weg die Sauna vor rund 2000 Jahren nach Finnland gelangte. Über die Verbindung im Schwarzmeer (wichtig für den Handel der asiatischen Völker mit den Griechen) und im östlichen Mittelmeer landete die Sauna schließlich auch in Griechenland und später in Rom.

Es badeten sich beispielsweise auch die Griechen in trockener und heißer Luft. Anschließend nahmen sie kaltes Wasser zur Abkühlung. Die Römer sind bekannt dafür, dass sie vieles weiterentwickelten, so auch die Schwitzbäder. Sie schufen wahre Schwitz-Oasen, die meistens über einen Raum verfügten, in dem sich die Menschen entkleiden konnten. Außerdem gehörten noch Räume für das Kaltbad und Becken mit kaltem Wasser dazu. Das Laconium war ein Schwitzbad aus trockener und heißer Luft, und das Sudatorium wurde mittels Fußbodenheizung aufgewärmt und befand sich in einem Raum mit einer Kuppel. Daneben gab es noch das Caldarium, welches ein Raum mit mehreren Becken war, die mit heißem Wasser gefüllt waren. In diesen Anlagen gab es dann auch noch eine Gastronomie und in der Regel Verkaufsräume und Bibliotheken.

Die Tradition der Sauna fasste dann in Europa durch germanische Bäder, ungefähr 700 n. Chr., Fuß. Allerdings waren diese Bäder kein Vergleich zu den pompösen Thermen der Römer. Das germanische Bad war eher eine Grube, die einem Keller glich und ein Holzdach besaß. Im Mittelalter entstanden dann Bäder, die öffentlich zugänglich waren. Diese Saunen waren Räume aus Holz, welche mit Steinöfen erhitzt wurden. Die Betreiber solcher Bäder wurden Bader genannt. Dort wurden die Gäste gewaschen und sie konnten sich auch die Haare schneiden lassen oder sich rasieren lassen. Durch die mangelnden hygienischen Zustände der öffentlichen Badehäuser verschwanden um 1700 diese wieder von der Bildfläche. In Nordrussland und in Finnland hatten diese Badestuben aber weiterhin Bestand. In Finnland wurden sie Sauna genannt und in Nordrussland Banja.

Bei allen Schwitzkulturen steht die Reinigung im Vordergrund. Dabei soll aber nicht nur der Körper gereinigt werden, sondern auch die Seele. Schneegruben gab es noch im letzten Jahrhundert. Die

Blockhäuser als Sauna sind eine Erweiterung der Finnen. Diese Holzhäuser wurden größtenteils an einem See aufgesetzt, damit sich die Saunabadenden im Wasser abkühlen konnten.

Die ursprünglichen Holzhäuser, die in Finnland als Sauna verwendet wurden, sind auch heute noch Vorbild für viele Saunakabinen, die man sich zu Hause aufstellen kann. In Finnland gehört das Saunieren mittlerweile zur Kultur, wobei die meisten Häuser über eine Sauna verfügen.

Regionale Bedeutung der Sauna

Das Schwitzbad bzw. die Sauna hat sich im Laufe der Zeit in den verschiedenen Ländern auch anders entwickelt. So erlangte sie unterschiedliche regionale Bedeutung.

Sauna in der Türkei

In der Türkei wird das Sauna-Dampfbad Hamam genannt. Es gehört zu einem bedeutsamen Bestandteil der Körperkultur in den islamischen Ländern. Dort reinigt und pflegt man sich. So nutzen die Männer die Zeit, um sich auch der Rasur hinzugeben und die Frauen der Epilation. Die Entfernung der Schamhaare und Achselhaare ist eine Pflicht im Islam, der man nur allzu gerne im Hamam nachkommt. Nach dem wärmenden Dampfbad ruht man sich in einem kühlen Raum aus. In der Mitte des Dampfbades befindet sich eine runde Liegefläche aus Marmor und an den Wänden hängen Becken mit kaltem und warmem Wasser. Mit diesem Wasser kann man sich übergießen und auch der Tellak (Bademeister) nutzt das Wasser, um seine Kunden damit zu waschen. Frauen und Männer gehen getrennt in den Hamam. Außerdem wickelt man sich ein Handtuch um die Lenden (Achtung: in vielen Hamams ist es Vorschrift, eine Badehose unter dem Handtuch zu tragen). Das Dampfbad gehörte schon immer zur gesellschaftlichen Tradition in der Türkei, auch bei der Hochzeit. In der Regel wird ein Tag bei der Hochzeit im Dampfbad verbracht. Auch Wöchnerinnen konnten sich früher ungefähr vierzig Tage nach der Geburt im Hamam reinigen.

Bedeutung der Sauna in Südamerika

In einigen Teilen Südamerikas gibt es noch die indianischen Schwitzhütten, die Inipis. Ein Inipi ist eine Hütte, bestehend aus Weidenruten, die wie ein Bienenkorb zusammengebunden werden. Das Gerüst wird dann mit Fellen abgedeckt. Ein Inipi ist sehr niedrig und reicht vielleicht bis zu den Rippen. Man kann also nur darin sitzen. Die Temperatur ist höher als jene in der finnischen Sauna. Die Bedeutung der Inipis ist eher eine spirituelle. Es handelt sich bei diesem Saunagang um eine heilbringende Zeremonie, mit der unter anderem auch böse Gedanken und negative Gefühle vertrieben werden. Aufgrund dieser spirituellen Bedeutung soll sich auch jeder, der in den Inipi eintreten möchte, zuvor mindestens eine Stunde mental darauf vorbereiten. Der Zeremonie-Leiter betritt als Erster die Schwitzhütte, da er den Boden mit der heiligen Pflanze Salbei bedecken wird. Salbei soll allen Lebewesen den Eintritt in das Schwitzbad gewähren. Zudem werden einige aromatische Pflanzen verbrannt, deren Duft sich dann durch Rauch in der Hütte verteilt.

Finnland ohne Sauna ist undenkbar

In Finnland gehört die Sauna zum gesellschaftlichen Leben dazu. Fast jede Familie besitzt eine Sauna im Haus, und bereits die Babys werden an das Saunieren gewöhnt. Das gemeinsame Saunieren fördert das Zusammengehörigkeitsgefühl. So ist auch eine Einladung zur Sauna als Vertrauensbeweis anzusehen. Sie sollten so eine Einladung niemals ausschlagen, da sie sonst Gefahr laufen, die einladende Familie zu beleidigen. Die Nacktheit hat den Sinn der Gleichheit. Das bedeutet, dass jeder Saunabesucher gleichgestellt ist. Dies gilt auch für das Saunieren mit Geschäftspartnern, das üblich in Finnland ist. Die Verhandlungen finden dort auf gleicher Ebene statt.

Sauna in Russland

Das russische Äquivalent zur uns bekannten Sauna ist die Banja. Die russische Banja findet man vorwiegend in Holzhütten, in denen aber der Schwitzraum um einen Raum zur Vorreinigung und einen Ruheraum ergänzt wird. In der weißen Banja wird (im Unterschied zu schwarzen) der Rauch durch einen Kamin ins Freie abgeleitet. Der Schwitzraum bleibt „sauber".

In der Banja herrscht ein etwas anderes Klima als in der finnischen Sauna. Die Saunasteine im Inneren des Ofens der Banja werden heißer als auf dem offenen Saunaofen der finnischen Sauna. Aus diesem Grund zerstäubt das Wasser beim Aufguss in einen feineren Dampf, der nicht auf der Haut brennt. Die russische Banja ist ein Ort der Gesellschaft: Es wird gelacht, geredet, getrunken und gegessen. Jedoch nur im Bereich außerhalb der Schwitzkammer, im Inneren ist Ruhe angesagt.

Die Sauna in Europa

In Europa, vor allem in Deutschland und Österreich ist die Sauna Teil der derzeit boomenden Wellness- und Fitness-Welle. Sauna gilt hierzulande als gesund und dient der Entspannung. In der Sauna kann man der Hektik des Alltages entfliehen und Ruhe finden. Dabei tut man auch noch etwas für die Gesundheit. Teilweise wird aber die Saunakultur überschattet von immer neueren, spektakuläreren Saunaeinrichtungen (Bergsauna, Hüttensauna, Erlebnisaufgüsse, Klimazonen zur Abkühlung usw.)

Der wahre Saunafreund schwört aber hierzulande auf die klassische finnische Sauna, mit dem bekannten trockenen, heißen Klima und der anschließenden Abkühlung.

Saunavarianten und Bäder

Finnische Sauna

Der Klassiker unter den Saunen ist die finnische Sauna. Diese findet in einem Raum oder einer Hütte aus Holz statt, der sogenannten Schwitzkammer. In diese Schwitzkammer gehen Sie nach gründlicher Vorreinigung und machen es sich sitzend oder liegend bequem. In der Saunakammer befindet sich auch der Saunaofen, welcher die auf ihm liegenden Saunasteine aufheizt. Dabei wird auch die Luft in der Saunakammer erhitzt und auch die Wände der Sauna erwärmen sich. Die finnische Sauna zeichnet sich durch ein eher trockenes, dafür aber heißes Klima (90° C) aus. Ein Saunagang dauert in der Regel 15 Minuten und beginnt mit der Aufheizphase. Gekrönt wird er durch den sogenannten Aufguss ca. fünf Minuten vor Ende des Saunagangs. Als Aufguss bezeichnet man den Vorgang, bei dem Wasser (automatisiert oder manuell mittels Eimer und Kelle) auf die heißen Saunasteine gegossen wird. Dadurch empfinden wir die Sauna als noch heißer und das Schwitzen wird verstärkt. Nach dem Saunagang erfolgt eine Abkühlung des Körpers mit frischer, kühler Luft und/oder kühlem Wasser. Gerade dieses Wechselspiel zwischen heiß und kalt härtet unseren Körper ab, regt die Durchblutung an und sorgt für den Entspannungseffekt. Nach erfolgtem Saunagang ist eine Pause dringend empfohlen.

Infrarotkabine für ein schonendes Schwitzbad

Gerade sehr modern und besonders bei der älteren Generation beliebt ist die nicht so heiße Infrarotkabine. In der Infrarotkabine wird anders als in der klassischen Sauna nicht die Umgebungsluft erwärmt. Die Infrarotstrahlen erwärmen direkt Ihren Körper und bringen Sie so ins Schwitzen.

Infrarotkabinen haben keinen Ofen im Inneren und können räumlich sehr kompakt gehalten werden. Diese Kabinen zeichnen sich daher auch wegen ihres kleinen Platzbedarfs aus. Das Kernstück der Infrarotkabine ist jenes Element, welches die Infrarotstrahlen erzeugt. Hier kommen Wärmeplatten, Wärmefolie und Keramikstrahler zum Einsatz.

Wärmeplatten sind eine sehr komfortable Lösung. Die Platten werden rundherum im Inneren der Kabine angebracht und Ihr Körper wird gleichmäßig von allen Seiten bestrahlt. Wärmeplatten können üblicherweise auch bei einer Standardkabine nachgerüstet werden. Anders bei der Wärmefolie: Diese muss hinter der Holzverkleidung montiert werden, ein Nachrüsten ist nahezu unmöglich. Keramikstrahler stellen eine preisgünstige Alternative dar, strahlen aber nur punktuell. Der Effekt ist nicht ganz so gut wie bei Platten oder Folie.

Da die Infrarotkabine mit weniger Temperatur betrieben wird als jene der klassischen Sauna, ist Hygiene hier besonders wichtig. Bakterien oder Keime können sich in diesem warmen, gemäßigten Klima besonders gut vermehren. Es gibt hier aber eine Vielzahl an guten Reinigungsprodukten speziell für Infrarotkabinen.

Dampfbad

Das klassische Dampfbad (sehr oft auch als Nebelbad bezeichnet) wird nicht wie die klassische Sauna mit einem Ofen mit Saunasteinen beheizt, sondern mittels Wasserdampf. Dieser Wasserdampf wird in einem Dampfkessel (oder Verdampfer) erzeugt und dann über ein Rohrsystem in das Innere der Kabine geleitet und sorgt dort für die notwendige Wärme. Die Luftfeuchtigkeit erhöht sich dabei immer mehr, bis der Wasserdampf in einen Nebel übergeht. Dampfkammern bzw. Dampfbäder sind daher meist nicht aus Holz, sondern aus Stein oder Fliesen, weil diese unempfindlich gegenüber der hohen Luftfeuchtigkeit sind. Für Heimanwender sieht man sehr häufig, dass Duschkabinen mit einem Dampfbad kombiniert werden, was sehr praktisch und platzsparend ist. Die Kombination aus klassischer Sauna und Dampfbad in einer Kabine empfiehlt sich nur bedingt, da es aufgrund der hohen Luftfeuchtigkeit zu Problemen mit dem Holz der Kabine kommen kann.

Die Temperatur im Dampfbad beträgt maximal 40° bis 50° C, jedoch kann die Luftfeuchtigkeit bis zu 100 Prozent betragen. Keine Angst vor dem Frieren, Sie werden die Temperaturen wegen der hohen Luftfeuchtigkeit in der Regel als höher empfinden. Wichtig bei dieser Art des Saunabadens sind auch eine ausreichende Frischluftzufuhr und das Abkühlen nach dem Dampfbad. Dies hat das Dampfbad mit der klassischen Sauna gemein. Nur mit der notwendigen Abkühlung nach dem Bad entfaltet es seine gesunde Wirkung. Der Aufenthalt im Dampfbad kann mit bis zu 20 Minuten doch um einiges länger ausfallen als in der klassischen finnischen Sauna. Sie sollten jedoch beachten, dass das Dampfbad durch die hohe Luftfeuchtigkeit müder macht als die klassische Sauna. Es empfiehlt sich daher besonders für stressgeplagte Menschen, die zur Ruhe kommen möchten.

Irisches Bad

Neben den alten Variationen der Sauna, wie Steinschwitzbad, römisches Bad, Hamam oder russisches Bad, haben sich im letzten Jahrhundert auch neuere Varianten der klassischen Sauna gebildet. So zum Beispiel das irische Bad, welches von zwei Ärzten entwickelt wurde.

Das irische Bad wird auch feuchtes Warmluftbad genannt und ähnelt den alten Varianten. Beim „reinen irischen Bad" wird aber über eine spezielle Frischluftversorgung die Bildung von Nebeltropfen vermieden. So erlebt man ein feuchtes, nicht ganz so heißes Klima, bei klarer Sicht. Auch die Temperatur liegt mit 50° bis 55° C geringfügig höher als bei den alten Varianten. Das irische Bad dient mehr der Entspannung denn der Abhärtung des Körpers. Beim irischen Dampfbad sind (im Gegensatz zum reinen irischen Bad) der Dampf, also die Wassertröpfchen in der Luft gewollt.

Beim irischen Dampfbad gibt es mehrere Räume mit feuchter, warmer Luft, die vom Badenden nacheinander besucht werden. Man beginnt in einem Raum mit ca. 30° C. Hier soll sich der Körper langsam an das wärmere Klima gewöhnen. Massagen (auch mit Bürsten) unterstützen diesen Effekt. Sobald der Körper zu schwitzen beginnt, wechselt man in den nächsten Raum. Hier beträgt die Temperatur ca. 50° C. Das Schwitzen wird noch weiter gesteigert. Anschließend kann eine Abkühlung in einem Tauchbecken oder mit kühlem Wasser erfolgen, oder in einem weiteren Raum, dem eigentlichen irischen Dampfbad, wird dann das Schwitzen fortgesetzt.

Im irischen Dampfbad kommt zum Schwitzen noch dazu, dass man die feuchte Luft (bzw. den Wasserdampf) inhaliert, was positive Effekte auf die Atmungsorgane und die Lunge hat.

Nach der Erholung kann ein weiterer Durchlauf gemacht werden.

Das irische Bad wird heute sehr gerne mit anderen Bädern kombiniert. So findet man immer wieder in Hotels und Wellnesseinrichtungen das römisch-irische Bad, welches eine Kombination aus dem römischen Bad mit dem irischen Bad darstellt.

Römisches Bad

Beim Besuch des römischen Bades wechselt der Badende zwischen Tepidarium, Caldarium, Laconium und Frigidarium.

Tepidarium: Hier finden Sie einen lauwarmen, kreislaufschonenden Raum. Dieser dient der Aufwärmung des Körpers und kann ohne zeitliche Begrenzung genutzt werden.

Caldarium: Das Caldarium ist eine Dampf- bzw. Aromagrotte. Es herrscht eine hohe Luftfeuchtigkeit und eine Temperatur von ca. 50° C. Die Wärme besteht zu einem großen Teil aus Strahlungswärme von den Wänden und der Decke. Nach halbstündiger Nutzung wechseln Sie ins Laconium.

Laconium: Im Laconium hat es eine Temperatur von ca. 60° C. Der Körper beginnt immer mehr zu schwitzen. Danach wird in den nächsten Raum gewechselt.

Frigidarium: Dieses dient der Erholung nach dem Schwitzen. Es handelt sich um einen Kälteraum. Hier sorgt wieder der Wechsel von heiß auf kalt für den gesunden Effekt und die Abhärtung des Körpers. Die Abkühlung kann aber auch durch Duschen mit kaltem Wasser oder in einem Tauchbecken erfolgen.

Rhassoulbad

Das Rhassoulbad ist ein orientalisches Dampfbad. Hauptzweck ist die schonende Reinigung der Haut. Bereits im alten Ägypten war dieses Dampfbad mit Heilschlamm bekannt und beliebt. Der Schlamm wird auch heute noch im Atlasgebirge gewonnen. In manchen Kulturen hatte und hat dieser Heilschlamm einen sehr hohen Stellenwert und soll früher sogar eine orientalische Mitgift für die Braut gewesen sein. Es wird dem Heilschlamm eine positive Wirkung auf die Gesundheit nachgesagt. Neben der Reinigung der Haut schafft der Schlamm auch ein sanftes Peeling, bei dem abgestorbene Haut und Hautschuppen sanft entfernt werden.

Beim Rhassoulbad wird auf den Körper vor dem Schwitzbad Heilschlamm (der sogenannte Rhassoul) aufgetragen, den man antrocknen lässt. Das kann vor Betreten der Dampfkammer geschehen oder aber auch in der Kammer selbst. Den langsam antrocknenden Schlamm feuchtet man nun immer wieder an, während die Temperatur in der Dampfkammer langsam von ca. 38° auf ca. 50° C ansteigt. Durch das langsame Ansteigen der Temperatur und einer Luftfeuchtigkeit von ca. 80 Prozent ist dieses Dampfbad äußerst schonend für den Kreislauf und wird auch von älteren Menschen sehr gut vertragen.

Das Befeuchten des Schlamms kann auch automatisch durch Sprühregen erfolgen, aber genauso gut von Hand gemacht werden. Der Effekt wird der gleiche sein.

Während sich der Rhassoul langsam auf Ihrem Körper erwärmt, entschlackt er den Körper, indem er Schmutz und Giftstoffe aus der Haut aufnimmt und sorgt für einen angenehmen Peeling-Effekt und eine gute Durchblutung. Es entsteht ein angenehmes Gefühl auf Ihrer Haut.

Nach dem Schwitzbad wird der Rhassoul mit einem warmen Sprühregen aus Wasser abgewaschen. Eine herkömmliche Dusche erfüllt aber auch ihren Zweck. Nach der Reinigung werden Sie mit einer weichen Haut am ganzen Körper belohnt. Wichtig ist auch das

Entspannen und Ausruhen nach dem Dampfbad. Kenner empfehlen nach dem Rhassoulbad eine sanfte, entspannende Massage.

Helarium

Die Wirksamkeit von Licht auf den Menschen, insbesondere auf seine Psyche kennt man bereits von der Lichttherapie, bei der Sie (unter ärztlicher Aufsicht) möglichst nach dem Aufwachen ein helles Licht auf sich wirken lassen. Bereits eine Stunde Einwirkung des hellen Lichts zeigt Wirkung auf den Menschen. Diese Therapie soll unter anderem gegen depressive Störungen helfen und wird oft bei der sogenannten Winterdepression eingesetzt.

Dass dabei unterschiedliche Farben eine Rolle spielen, kennt man aus der Farbtherapie bzw. von den Bestrahlungen mit Infrarotlicht, was auch nachgewiesen eine Auswirkung auf den menschlichen Organismus hat.

Was liegt daher näher, als diese Lichttherapie und die Farbtherapie mit der Sauna zu kombinieren, um das persönliche Wohlbefinden noch weiter zu steigern. Dieser Ansatz kommt beim Helarium, der Farblichtsauna zur Geltung.

Dabei werden mittels Lampen unterschiedliche Farbeffekte in der Sauna erzeugt. Sie wählen dabei diejenige Farbe aus, die Ihrer Gemütslage entspricht, oder eine Steuerung übernimmt die Einstellung der Farbe für Sie. Mehrere Personen müssen sich natürlich auf die Farbe einigen oder die Farben wechseln lassen.

Im Allgemeinen werden die Farben Rot, Gelb, Blau, Grün und Weiß verwendet. Hier zeigt natürlich jede Farbe eine andere Wirkung.

- Rot wirkt auf Ihre Hautaktivität.
- Gelb wirkt auf Ihre Verdauung und auf Ihre Konzentration.
- Blau wird mit dem Himmel und dem Wasser verbunden, wirkt kalt und damit verlangsamend auf den Körper. Es wird bei Unruhe, Schlaflosigkeit und Angstzuständen empfohlen.
- Weiß wirkt aufhellend auf Ihre Stimmung.

- Grün wirkt eher beruhigend. Es motiviert, inspiriert und besänftigt. Grün ist die Farbe der Natur.

Wenn Sie einen Farbwechsel wählen, dann achten Sie darauf, dass der Wechsel nicht zu schnell erfolgt, damit das Licht in seiner speziellen Farbe die gewünschte Wirkung auf Sie ausüben kann.

Banja, das russische Bad

Wie bereits im Abschnitt zum russischen Bad kurz erwähnt, ist die Banja, das russische Bad, das Äquivalent zur finnischen Sauna und fand seit Anbeginn in einer Holzhütte oder Erdhöhle statt, die mit einem offenen Holzfeuer beheizt wurden. In der ursprünglichen Banja wurden Steine ins Feuer geworfen, und sobald der Rauch verzogen war, Wasser auf diese Steine gegossen (schwarze Banja). Der Name der schwarzen Banja rührte daher, dass die Wände und die Decke vom Rauch geschwärzt waren. Auch heute findet man den größten Teil der Banjas in Holzhütten, welche mit Holzöfen beheizt werden.

Mittlerweile wurde die Schwitzkammer um einen Ruheraum und einen Raum zur Vorreinigung erweitert. Eine Banja umfasst also inzwischen alle diese Räume.

In der Banja folgt man dem strengen Ablauf: auskleiden und waschen, dann in die Schwitzkammer und anschließend in den Ruheraum.

Heute findet man in Russland vorwiegend die „weiße Banja“. Hier liegen die Steine im Inneren eines Ofens und der Rauch wird durch einen Kamin abgeleitet. Die Sauna bleibt vom Ruß verschont. Im Unterschied zur finnischen Sauna (bei dieser werden die Saunasteine auf ca. 300° bis 400° C aufgeheizt) werden die Saunasteine in der Banja innerhalb des Ofens auf bis zu 800° C aufgeheizt. Dann wird eine Klappe im Ofen geöffnet und Wasser auf die heißen Steine gegossen. Die Klappe wird danach wieder geschlossen und die Saunasteine werden erneut aufgeheizt. In der Banja wird öfter aufgegossen als in der finnischen Sauna. Die Luftfeuchtigkeit ist viel höher.

Ist die Banja heißer als die finnische Sauna?

Oft hört man, dass die Banja viel heißer ist als die finnische Sauna. Das muss aber nicht so sein. Die Banja wird meist nicht so stark aufgeheizt, es gibt aber auch Ausnahmen. Jedoch wirkt das Klima in der Banja aufgrund der höheren Luftfeuchtigkeit viel heißer als jenes der finnischen Sauna.

Der Hauptunterschied der russischen Banja zur Sauna in unserer Gegend ist aber der Aufguss. Wird hierzulande aufgegossen, entsteht der Wasserdampf aus kleinen Tröpfchen, welche sich auf unserer Haut niederschlagen. Das führt zu einem Brennen auf der Haut kurz nach dem Aufguss. Weil aber in der Banja die Saunasteine sehr viel heißer sind, entstehen keine kleinen Tropfen, sondern ganz feiner Wasserdampf, der nicht auf der Haut brennt.

„S' logkim parom!" wünschen sich die Russen nach der Sauna, was übersetzt so viel heißt wie: „Mit leichtem Dampf."

Wenn Sie eine russische Banja besuchen wollen, achten Sie darauf, dass diese in Russland „Banja" heißt. Sollten Sie Räumlichkeiten finden, die als „Sauna" bezeichnet werden, handelt es sich zumeist um erotisch/sexuell motivierte Räumlichkeiten.

In der Banja herrscht strikte Trennung von Frauen und Männern, so etwas wie gemischtes Schwitzen werden Sie nicht finden. Auch verlangt es üblicherweise die Tradition, dass Sie sich mit einem großen Handtuch umwickeln und einen Saunahut aus Filz aufsetzen. Aber nicht nur die Tradition gebietet das, es dient auch dem Schutz Ihrer Haut vor der großen Hitze.

Die Banja ist in Russland ein Ort der Gesellschaft. Es wird geredet, gelacht und auch gegessen und getrunken. Nicht immer wird in der Sauna Wodka getrunken, oft sieht man auch Tee. Aber das mit dem Wodka ist nicht erfunden, sondern vor allem am Abend durchaus üblich. Es kommt auch nicht selten vor, dass Kaviar oder Borschtsch konsumiert wird.

Aber Achtung, laut und gesellig ist es in den Ruheräumen; in der Schwitzkammer selber kann durchaus Stille verlangt werden.

Ein anderer Brauch, der zur russischen Banja gehört, ist das Abschlagen mit Birkenreisig, der in Russland Wenik genannt wird. Das fördert die Durchblutung der Haut und macht die Banja noch viel heißer.

Die Abkühlung erfolgte über kaltes Wasser (Tauchbecken) oder Schnee, mit dem sich der Russe den Körper kräftig abreibt.

Badestube – Badehaus

Fragen Sie Ihre Großeltern. Diese werden die Badestube oder auch Badehaus genannt, teilweise noch kennen. Es begann zwar schon ab dem 17. Jahrhundert, dass in den Städten öffentliche Badeeinrichtungen betrieben wurden, aber diese Badestuben hielten sich in manchen Städten relativ lange.

Anfangs war die Badestube nicht nur eine saunaähnliche Einrichtung, die zur Körperpflege betrieben wurde, sondern auch eine kleine Heilstätte, in der die sogenannten Bader (welche die Badestube betrieben) auch kleinere Operationen (Zähne versorgen usw.) oder auch Rasieren und das bekannte Schröpfen betrieben. Letzteres war auch der Grund, weshalb viele dieser Badestuben aus hygienischen Gründen wieder geschlossen wurden.

Eine Zeitlang waren Badehäuser nur in Polen, Russland, Litauen und Skandinavien verbreitet. In Mitteleuropa fand man nur sehr wenige. Im 19. bis zum Anfang des 20. Jahrhunderts wurden wieder viele Badehäuser als Maßnahme zur Wahrung der Hygiene in Großstädten gegründet. Diese hatten den Namen Volksbäder. Gerade Mediziner setzen sich dafür ein und es entwickelte sich bei den Leuten ein Umdenken in Hinblick auf Hygiene.

Es wurden von der Gemeinde, aber auch von den „hohen Herrschaften" Regeln zur Benützung dieser Badeanstalten erlassen, um ein „züchtiges Verhalten" zu wahren. Dennoch gab es zuweilen auch als Badestube getarnte Bordelle.

Das erste deutsche Volksbad in Hamburg beispielsweise verfügte über 65 Badewannen und 56 Waschstände zum Wäschewaschen. Es wurde mittels Spenden und dem Verkauf von Aktien finanziert.

Später entwickelten sich daraus auch noch die Volksbrausebäder, die in „Meyers Konversationslexikon von 1888" in einem langen Abschnitt als besondere Neuerung gewürdigt wurden.

In Wien wurde das erste Volksbad 1804 geschaffen, das sogenannte Dianabad. Es verfügte 1842 über 104 Kabinen. 1884 wurde das erste Tröpferlbad in Wien errichtet, es war ein sogenanntes Volksbrausebad, verfügte über keine Wannen, sondern nur über Duschen und zwar 42 für Männer und 28 für Frauen.

Der Name Tröpferlbad entwickelte sich durch den Umstand, dass bei starker Nutzung des Bades das Wasser bzw. der Wasserdruck knapp wurde und es aus den Duschen nur mehr tröpfelte.

Ein Bad bzw. eine Badewanne (mit heißem Wasser) war für die meisten Leute, die ja einfache Arbeiter waren, unerschwinglich. Daher gingen sie in die öffentliche Badestube und konnten dort gegen Entrichtung einer kleinen Gebühr baden, duschen und teilweise auch saunieren. Das wurde sehr gerne vor dem Wochenende in Anspruch genommen, aber auch Samstagabend war ein beliebter Badetag. Die Badewannen standen dabei teilweise in Kabinen, die man benutzen konnte, während in einer größeren „Kammer" ein Ofen stand. In dieser Kammer gab es heißes und kaltes Wasser zur freien Verwendung und Bänke auf unterschiedlichen Höhen, die das „Schwitzen förderten". Dies kommt dem heutigen Saunagänger sicher bekannt vor.

Einige dieser Volksbäder hielten sich lange Zeit. Auch heute noch (Stand: 2017) sind einige dieser Badehäuser zu finden (Beispiel: Tröpferlbad in Wien). Die meisten erhaltenen Volksbäder sind aber aufwendig restaurierte Schwimmhallen. Den eigentlichen Zweck des kostengünstigen Badens verloren diese Badestuben, da die Badewanne zu Hause zum Standard wurde und den öffentlichen Betreibern das Geld für den Betrieb der Badehäuser ausging.

Zusammengefasst kann man sagen, dass unter dem Begriff Badestube oder Badehaus unterschiedlichste öffentliche Einrichtungen fallen, die dem Zwecke der körperlichen Hygiene dienten und dass man diese als Vorläufer der öffentlichen Sauna sehen kann.

Savusauna

Wer die Möglichkeit und das Vergnügen hat, in einer echten Savusauna zu schwitzen, sollte das nützen und beim Betreten der Savusauna alles vergessen, was er bisher über Sauna wusste. Es wird Ihnen beim Betreten kein Duft von Fichtennadeln oder Melisse entgegenschlagen, sondern es riecht nach Rauch. Es kann auch durchaus sein, dass Sie die Sauna schmutziger verlassen, als Sie diese betreten haben.

Doch nun noch mal etwas genauer von vorne: Eine Savusauna ist ein Unikat, das Sie vermutlich nur im finnischen Raum finden werden. Zumindest ist mir hierzulande keine Savusauna bekannt – nur ähnliche Konstruktionen mit offenem Feuer in einer Feuerstelle und Kamin darüber. Hier kann man den Rauch mehr erahnen, als man ihn riecht.

Eine Savusauna ist eine Holzhütte im Freien, welche durch Rauch aufgeheizt wird. Wer nun das Gerücht glaubt, dass man im Rauch sitzt, der irrt. Der Rauch entsteht durch ein Holzfeuer im Saunaofen und dieser Rauch erhitzt eine große Menge darüberliegender Steine. Da in der Savusauna der Kamin fehlt, steigt der Rauch durch die Steine mitten im Raum zur Decke und sucht sich durch Öffnungen in der Decke den Weg ins Freie. Oft ist eine Öffnung direkt über dem Saunaofen angebracht, aber nicht immer. Nicht selten muss sich der Rauch über die gesamte Decke verteilen und über seitliche Öffnungen ausströmen. So ein Aufheizvorgang kann gut bis zu sechs Stunden dauern und es muss mehrmals Holz in den Saunaofen nachgelegt werden. Nach dem Aufheizvorgang lässt man die Savusauna noch eine gute Stunde ruhen, bis auch der letzte Rauch abgezogen ist. Oft wird auch der erste Aufguss nur zur Reinigung der Sauna durchgeführt und Sie dürfen erst danach die Sauna betreten. Jetzt ist alles perfekt, die Savusauna duftet wunderbar nach Rauch und die Saunasteine heizen den Raum weiter auf. Die heißen Steine werden auch für weitere Aufgüsse genutzt. In der Savusauna setzt man sich direkt aufs Holz. Hier ist

Schweiß kein Problem, da die Saunabänke sowieso rußig sind. Ich habe aber auch schon gehört, dass es Savusaunen gibt, in denen der Badegast ein dunkles Handtuch bekommt. Das Gerücht, dass es nur mehr so wenige Savusaunen gibt, weil diese so oft abbrennen, kann ich nicht bestätigen und klar ist natürlich, dass das Feuer vor dem Betreten der Sauna erloschen sein muss.

Wer nun Bedenken hat, sich in der Savusauna schmutzig zu machen, der sei beruhigt. Sie werden nicht der Einzige sein, der rußgeschwärzt die Sauna verlässt, aber durch das Schwitzen und die anschließende Nachreinigung werden Sie sicher wieder sauber.

Was macht aber nun das Besondere an der Savusauna aus? Nun, ich denke allein schon der Gedanke an den Rauch und den Ruß stellt einen großen Reiz dar. Aber jeder, der schon einmal in einer Savusauna geschwitzt hat, weiß zu berichten, dass der Aufguss und die anschließende Luftfeuchtigkeit milder sind als in unseren bekannten klassischen Saunen. Das liegt zum einen daran, dass es in einer Savusauna nicht mehr als 80° C erreicht. Zum anderen, dass das Verdampfen des Wassers auf der großen Menge heißer Steine langsamer und gleichmäßiger vor sich geht als in anderen Saunen.

Wer daher die Möglichkeit bekommt, eine Savusauna zu betreten, sollte dieses Angebot unbedingt nutzen. Sie sind danach um eine schöne Erfahrung reicher, die nur wenige hierzulande machen dürfen.

Sauerstoffsauna

Sauerstoff ist bedeutend für unseren Körper und unser Überleben, so viel ist sicher. Während man es ohne Wasser oder Essen doch einige Zeit aushalten kann, führt das Fehlen von Sauerstoff bereits nach kurzer Zeit zum Tod.

Daher ist die Frage interessant, wie es um den Sauerstoffanteil der Luft in der Sauna bestellt ist. Klagen doch manche über Atemnot in der Sauna, bzw. haben den Eindruck, das Atmen fällt schwerer.

Was steckt dahinter?

Die Luft in der Sauna wird sehr stark erhitzt und dehnt sich dabei auch sehr stark aus. Darum enthält heiße Luft auch anteilsmäßig weniger Sauerstoff. Vergleichsmessungen haben ergeben, dass der Sauerstoffgehalt in der Saunakabine auf der oberen Saunabank in etwa vergleichbar ist mit dem, den Sie auf ca. 2000 Metern Höhe finden. Wer schon einmal in den Bergen wandern war, kennt also das Gefühl bei diesem Sauerstoffgehalt.

In der Sauna liegen Sie aber entspannt und strengen sich nicht an. Ihr Körper braucht dementsprechend weniger Sauerstoff als beim Wandern in den Bergen. Sprich, der Sauerstoffgehalt in der Saunaluft ist eigentlich völlig ausreichend.

Ein zweiter Punkt ist, dass bei großer Hitze das Blut weniger Sauerstoff aus den Lungen aufnimmt. Die Sättigung des Blutes mit Sauerstoff nimmt ab. Dies stellt jedoch für einen gesunden Menschen kein Problem dar, weil dieser Zeitraum, den Sie in der Sauna verbringen, so kurz ist.

Es ist daher nur die heiße Luft selbst, die das Atmen etwas schwerer macht. Was vor allem Saunaneulingen zu schaffen macht.

Dennoch wird manchmal erhöhte Sauerstoffzufuhr in der Sauna eingesetzt. Das kennt man von vielen medizinischen Behandlungen. Ist es doch bewiesen, dass eine erhöhte Zufuhr von Sauerstoff die Leistungsfähigkeit positiv beeinflusst. Was liegt also näher, als diesen Vorteil auch mit der klassischen Sauna zu kombinieren? Es steigern sich Ihre Atemfrequenz und Ihre Atemtiefe in der Sauna ja nicht merklich. Da aber der Sauerstoffgehalt in der heißen Luft infolge ihrer Ausdehnung geringer ist, bietet es sich geradezu an, die Luft mit Sauerstoff anzureichern. Durch die Zuführung des Sauerstoffs wird die Atmung noch entspannter, der Stoffwechsel Ihres Körpers kann auf Hochtouren laufen.

Durch die Zugabe von Sauerstoff in der Sauna wird das Herz-Kreislauf-System entlastet, die Atmung entspannter.

Diese zusätzliche Zuführung von Sauerstoff in der Sauna nennt man Sauerstoffsauna.

Einbau einer Sauerstoffzuführung in die Sauna

Eine Nachrüstung der herkömmlichen Sauna auf eine Sauerstoffsauna ist inzwischen schon einfach zu bewerkstelligen. Einige Hersteller haben diese Marktlücke bereits erkannt und bieten separate Sauerstoffsysteme für herkömmliche Saunakabinen an.

Ich empfehle jedoch dringend, einen Fachmann hinzuzuziehen!

Es wird beim Einbau eine „Steckdose" in die Wand der Saunakabine eingebaut, an der eine Flasche mit Sauerstoff angeschlossen ist. In diese „Steckdose" kann ein Schlauch mit einer Art „Nasenbrille" angesteckt werden und es wird dann Sauerstoff direkt unterhalb der Nasenlöcher eingeblasen. Soweit die vereinfachte Beschreibung.

Zeltsauna

Der früheren Saunahütte nachempfunden ist die Zeltsauna, ein Zelt für das mobile Schwitzvergnügen.

Hierzulande kennt man sie nur aus Erzählungen, die Zeltsauna, bei der in einem Saunazelt geschwitzt wird. Wer aber bereits in Finnland, Russland oder in Kanada war, hat es vielleicht schon einmal selbst erlebt, wie es ist, in der unberührten Natur zu saunieren.

Berichten zufolge wurde die Zeltsauna in Finnland in Winterkriegszeiten von den Soldaten entwickelt. Diese wollten auch am Feld nicht auf ihre geliebte Sauna verzichten, mussten aber mobil bleiben und saunierten daher in ihren Zelten.

Andere Quellen wiederum sprechen von Indianern aus Kanada bzw. Amerika, die sich mobile Schwitzhütten gebaut haben. Für diese Schwitzhütten wurden Äste und Zweige für die Konstruktion verwendet und dann wurden Decken, Felle und Planen über diese Konstruktion gehängt.

Für die Saunafunktionalität wurde früher ein Feuer im Freien entfacht. In dieses Feuer legte man faustgroße Steine und ließ diese erwärmen. Die Steine mussten sehr lange im Feuer liegen, um genug Hitze zu speichern. Es durften auch keine Steine aus einem

Fluss oder See verwendet werden, weil sonst die Gefahr des Platzens bestand. Solche in Folge der Hitze abplatzenden Gesteinssplitter wurde zu Geschossen, welche gefährliche Verletzungen hervorrufen konnten.

Waren die Steine genügend erwärmt, so wurden diese mit Holzstangen ins Innere des Zeltes getragen. Dort wurden sie in eine zuvor ausgehobene Grube gelegt und sorgten für die nötige Wärme der Sauna. Als Höhepunkt wurde (heißes) Wasser auf die heißen Steine gegossen und der aufsteigende Dampf erzeugte den Aufguss.

Nun sind die Kriegszeiten schon lange vorüber, dennoch werden auch heute noch Saunazelte verwendet, um an ungewöhnlichen, abgelegenen Stellen saunieren zu können. So kann man im Urlaub in Finnland oder Russland teilweise im Wald, an einem Fluss oder am Rande eines zugefrorenen Sees die Sauna besuchen.

Natürlich ist die heutige Zeltsauna nicht mehr mit den früheren selbst gebauten Saunahütten vergleichbar. Jahrelange Forschung und Entwicklung haben auch aus diesem Produkt ein ausgeklügeltes, technologisch hochwertiges Produkt gemacht. Moderne Zeltsaunen werden zum Campen bzw. für den Outdoor-Bereich eingesetzt. Die Zelte können dabei auch als herkömmliches Zelt zum Übernachten verwendet werden. Wichtige Eigenschaften sind geringes Gewicht, einfacher und unkomplizierter Aufbau und große Stabilität. Es wird auch keiner mehr Steine im Lagerfeuer erwärmen, sondern heutzutage wird mit einem Ofen geheizt. Die Saunaöfen gibt es mit Holzbefeuerung, als Gasöfen und auch als Elektro-Saunaofen. Meist kommt aber die Gasvariante zum Einsatz, weil Gasflaschen bequemer zu transportieren sind und auch ein Anschluss für elektrischen Strom oft in der Natur nicht vorhanden ist.

Für Camper ist es empfehlenswert, darauf zu achten, dass der Ofen auch für andere Zwecke als das Aufheizen der Sauna verwendet werden kann. So können Sie bequem heißes Wasser oder Speisen auf vielen Öfen zubereiten, wenn Sie den Ofen gerade nicht für die Sauna brauchen.

Aber auch für viele, die nicht campen oder auf Tour gehen, ist die Zeltsauna interessant, denn sie bietet eine Möglichkeit, eine Sauna im eigenen Garten aufzustellen, wenn andere Arten der Sauna (Gartensauna oder Blockhütte) bewilligungspflichtig bzw. nicht erlaubt sind.

Der Aufguss

Rund um den Aufguss wird eine große Geheimniskrämerei veranstaltet. Jeder hat seine kleinen Tricks und Kniffe, wie der Sauna-Aufguss noch besser und noch effektiver gestaltet wird. Vereinfacht gesagt, ist der Sauna-Aufguss aber schlicht das Begießen der heißen Saunasteine mit Wasser. Das Wasser wird dadurch zum Verdampfen gebracht und die Luft in der Saunakammer wird feuchter. (Nur so nebenbei: Keine Angst – gute Saunasteine platzen nicht, weil sie aus Lavagestein sind.) Der Wasserdampf (im Finnischen auch Löyly genannt) steigt in der Saunakammer nach oben und verteilt sich unter der Decke. Nachdem sich der Dampf ein wenig abgekühlt hat, sinkt er wieder zu Boden. Jeder, der schon einmal einen Sauna-Aufguss miterlebt hat, weiß wovon ich spreche. Zuerst erreicht der Aufguss die oberen Bänke und etwas zeitverzögert jene, die auf den mittleren und unteren Bänken sitzen.

Wer also nicht sicher ist, wie er den Sauna-Aufguss verträgt, der sollte sich lieber auf die unteren Bänke setzen, bis er ein Gefühl dafür bekommt, was da auf ihn zukommt. Bis der Aufguss die unteren Bänke erreicht hat, ist er so weit abgekühlt, dass er schon sehr verträglich ist, während er auf den oberen Bänken an der Schmerzgrenze sein kann. Ein Verwirbeln des Aufgusses ist eigentlich nicht nötig, aber wenn es gemacht wird, wird der Effekt noch gesteigert. Die bewegte Luft wird als noch heißer empfunden. Außerdem verwirbelt dieser heiße Wind das schützende Luftpolster, welches sich über unserer Haut gebildet hat. Der Aufguss steigert nicht direkt das Schwitzen in der Sauna. Durch den Aufguss kondensiert das Wasser auf unserer kühleren Haut und das sieht so aus, als ob wir mehr schwitzen würden. Jedoch kann der Körper durch die höhere Luftfeuchtigkeit weniger Schweiß an die Luft abgeben, uns wird heißer und wir werden kurz nach dem Aufguss wahrscheinlich etwas mehr schwitzen als vorher.

Zeremonie des Sauna-Aufgusses

Für den Sauna-Aufguss wird ein meist hölzerner Kübel mit ca. 5 Litern Wasser und eine Schöpfkelle aus Holz verwendet. In öffentlichen Saunen ist es oft üblich, dass ein Saunameister den Aufguss macht. Fragen Sie bitte, bevor Sie beginnen, selbst einen Aufguss zu machen. Ob vor dem Aufguss die Tür der Saunakammer geöffnet wird, um etwas frische Luft in die Sauna zu lassen, ist regional unterschiedlich. Überall gleich ist jedoch der Umstand, dass während des Sauna-Aufgusses niemand mehr die Sauna betritt oder verlässt, es sei denn, er hat gewichtige Gründe, wie plötzlich auftretende gesundheitliche Beschwerden.

Sollte Ihnen während des Aufgusses zu heiß werden, setzen Sie sich auf die niedrigeren Bänke. Beim Aufguss sollte Stille in der Sauna vorherrschen, außer in gewissen Erlebnissaunen, hier sorgt schon der Saunameister für Stimmung. Beim eigentlichen Aufguss schöpft also der Aufgießer etwas Wasser mit dem Saunalöffel und gießt es über die heißen Saunasteine. Er wartet dann etwas, bis sich der Wasserdampf an der Kabinendecke verteilt hat und gießt dann den zweiten Schöpfer Wasser auf die Steine. Der zweite Schwall Wasserdampf wird sich nun an die Decke der Saunakammer drängen und den Wasserdampf vom ersten Mal etwas nach unten drücken. Dann folgt ein weiterer, dritter Löffel voll Wasser. In manchen Gegenden wird dann gefragt, ob die Saunagäste noch eine vierte Portion möchten. (In einer Sauna in Österreich wurde einmal gefragt, ob die Anwesenden eine „Damenspende" wollen, was ich in diesem Zusammenhand doch recht spaßig fand.)

Wacheln in der Sauna

Eine beliebte Tradition in vielen Saunen ist das sogenannte Wacheln oder vielerorts auch Wedeln genannt. Ob es notwendig oder sinnvoll ist, lässt sich nicht diskutieren. Manche mögen es, andere hassen es, und dass es eine Wirkung hat, ist wohl unbestritten. Wenn Sie einen Sauna-Aufguss machen und Sie haben vor, zu wacheln, dann fragen Sie bitte alle Anwesenden, ob diese damit einverstanden sind. Dass Sie für das Wacheln ein eigenes trockenes Handtuch oder ein eigenes Wacheltuch mitgebracht haben, versteht sich von selbst. Ich werde nie den Aufschrei vergessen, der durch die Reihen ging, als ein Saunagast das nasse, verschwitzte Handtuch, auf dem er gesessen hat, in die Hand nahm und Anstalten machte, dieses zum Wacheln zu verwenden. So was muss nun wirklich nicht sein.

Beim Wacheln gießen Sie einen Schöpfer Wasser auf die heißen Saunasteine und warten, bis sich der Wasserdampf gleichmäßig verteilt hat. Gießen Sie dann einen zweiten Schöpfer nach, um den Wasserdampf etwas tiefer zu drücken und fangen Sie dann an, mit dem Handtuch im Kreis knapp unter Decke der Saunakammer zu rotieren. Auf diese Weise wird der Wasserdampf verwirbelt und noch tiefer gedrückt. Die Saunaluft wird als noch heißer empfunden, weil ein Windzug entsteht, und auch die Gäste auf den unteren Bänken werden ordentlich etwas zu spüren bekommen. Oft wird danach auch noch direkt über dem jeweiligen Saunagast etwas gewachelt, dabei geht der Wachler von einem Gast zum nächsten. Bitte hören Sie auf, bevor der Saunagast, den Sie gerade bewacheln, anfängt zu stöhnen und zu jammern. Viele machen sich einen Spaß daraus, es anderen so richtig zu zeigen. Das ist nicht der Sinn der Sauna. Es soll schließlich erholsam sein und gesund bleiben.

Aromaaufguss

In Österreich (aber auch in anderen europäischen Ländern) ist es durchaus üblich, dem Aufgusswasser einige Tropfen ätherisches Öl (auch Aufgussmittel oder Saunaduft genannt) beizugeben. Wichtig: Das Öl muss für die Sauna geeignet sein, sollte also die richtige Konzentration haben. Das Aufgussmittel wird immer dem Wasser beigegeben und nie direkt auf die Steine gegossen, weil es sich sonst entzünden könnte oder zumindest Flecken auf den Saunasteinen hinterlässt. In vielen öffentlichen Badeeinrichtungen wird der Saunaduft vom Bademeister direkt in das Wasser geschüttet. In anderen Saunen wiederum haben die Saunagäste ihr eigenes Aufgussmittel mit. Hier empfiehlt es sich, direkt beim Aufguss einen Schöpfer Wasser zu entnehmen und den Saunaduft direkt in die Schöpfkelle zu tröpfeln. So bleibt das Wasser unvermischt und die Gäste können mehrere Düfte bei verschiedenen Aufgüssen verwenden.

Das Aufgussöl verdampft mit dem Wasser auf den heißen Saunasteinen und es verbreitet sich ein angenehmer Duft in der Saunakammer. Damit der Duft aber wirklich angenehm bleibt, sollten Sie sparsam mit dem Aufgussmittel umgehen. Ein Zuviel wird störend auf Ihre Nase wirken. Auch ein Mischen verschiedener Saunadüfte sollten Sie vermeiden. Fragen Sie vor der Verwendung auch immer die anderen Saunagäste, ob sie einige Tropfen Saunaduft beim Aufguss haben möchten und ob der mitgebrachte Duft erwünscht ist. Geschmäcker sind sehr oft durchaus verschieden. Auch auf die jeweilige Jahreszeit sollte Rücksicht genommen werden. So sind im Frühling und im Sommer eher fruchtige Düfte beliebt, während im Winter Nadelhölzer oder Minze erwünscht sind.

Schneeballaufguss

Als ich den Schneeballaufguss das erste Mal erlebte, war ich doch sehr erstaunt. Ich wartete mit unserer Saunarunde vor der Kabine auf das grüne Licht, welches den Einlass ankündigt. Da bemerkte ich einen Badegast, der ein paar Schneebälle vor der Saunakabine stapelte. Ich fragte mich, was das werden sollte und wir witzelten in der Runde, ob er denn eine Schneeballschlacht in der Sauna machen möchte.

Jedoch in der Sauna erlebte ich am eigenen Körper, was ein Schneeballaufguss bedeutet! Es war unglaublich. Bereits nach wenigen Minuten wechselten die ersten von der oberen Bank auf eine niedrigere Stufe. Gegen Ende des Schwitzvorgangs waren die unteren Bankreihen voll besetzt und deutlich wahrnehmbares Stöhnen war zu vernehmen. Ja, man kann den Schneeballaufguss auch übertreiben, indem man zu viele Schneebälle auf die heißen Steine legt.

Manche haben es vielleicht auch schon erlebt, dass jemand in der Sauna beim Hineingehen einen Schneeball auf die Saunasteine legt, und das Ergebnis gespürt. Dieser Schneeballaufguss ist um ein Vielfaches intensiver als ein Aufguss mit Wasser.

Beim Aufguss mit Wasser rinnt ein davon ungenutzt zwischen den Steinen durch, weil die Saunasteine gar nicht so viel Flüssigkeit in so kurzer Zeit verdampfen können. Der Wasserschwall ist gewöhnlich zu groß für die kurze Zeit, in der er auf die heißen Steine trifft. Selbst wenn der Aufguss sehr langsam gemacht wird, wird das

Wasser die Steine sehr schnell entlangrinnen. Die Steine werden sich auch durch das Wasser abkühlen und bei der folgenden Kelle Wasser wird noch weniger verdunsten.

Wohingegen der Schneeball durch das langsame Schmelzen immer nur ein wenig Wasser abgibt, welches sogleich durch die Saunasteine verdampft wird. Die Saunasteine werden durch die darunterliegenden Heizspiralen wieder aufgeheizt. Damit beginnt der eigentliche Aufguss schon sofort und dauert über einen sehr langen Zeitraum an. Was sehr sanft anfängt, wird aber durch die lange Aufgusszeit und die enorm hohe Luftfeuchtigkeit sehr intensiv.

Um diesen Effekt mit einem händischen Aufguss zu erzielen, müssten Sie die gesamte Zeit beim Saunaofen stehen und ständig tröpfchenweise aufgießen.

Auch ein Saunaduft kann beim Schneeballaufguss verwendet werden. Sie müssen lediglich etwas Sauna-Aufgussmittel auf den Schneeball tröpfeln, um den gewünschten Saunaduft beim Aufguss dabeizuhaben. Statt des Schneeballs können auch Crush-Eis oder Eiswürfel verwendet werden.

Besonders wichtig ist aber, dass der Schnee bzw. das Eis unbedingt aus sauberem Wasser bestehen. So macht ein Schneeballaufguss nur Sinn, wenn es frisch geschneit hat. Ich habe bereits einmal selbst erlebt, dass ein ahnungsloser Saunagast unwissend verschmutzten Schnee verwendet hat und der Geruch in der Sauna war wirklich unerträglich.

Oft wird der Schneeballaufguss auch mit dem öfteren Einreiben mit Crush-Eis kombiniert. So wird die Haut wieder etwas heruntergekühlt und man verträgt die heiß-feuchte Luft etwas besser.

Aufguss mit Eis

Vielleicht haben Sie schon einmal von einem Eisaufguss in der Sauna gehört und sich gefragt: „Eis in der Sauna, was soll denn das bringen? Das Eis schmilzt doch zu Wasser, wo ist denn da der

Unterschied zum ‚normalen' Aufguss? Außerdem passen Eis und Hitze so gar nicht zusammen."

Die Frage scheint auf den ersten Blick berechtigt, aber eben nur auf den ersten Blick.

Fangen wir von vorne an. Beim Eisaufguss geht es nur um den Aufguss. Der Saunagang gleicht ansonsten dem der gewöhnlichen finnischen Sauna. Betreten der Saunakabine, gemütlich beim langsamen Aufheizen verweilen, bis zum Höhepunkt, dem Aufguss. Und hier zeigt sich dann der große Unterschied.

Beim sogenannten Eis-Aufguss können zwei Dinge anders sein als beim herkömmlichen Sauna-Aufguss:

1. Das Erste ist die Anwendung von Eis vor dem Aufguss und beim Abkühlen. In manchen Saunen werden dazu Crush-Eis oder Eiswürfel in der Saunakammer an die Saunagäste gereicht, die sich kurz vor dem Aufguss damit den Körper abreiben. Das fördert die Durchblutung und verstärkt den anschließenden Aufguss-Effekt. In vielen Saunen verlassen die Badegäste dazu auch die Saunakammer, damit die Luft in der Saunakabine trocken bleibt. Das Abreiben mit dem Crush-Eis oder den Eiswürfeln erfolgt dann im Freien und die Saunagäste betreten danach wieder die Saunakabine. Ich habe das auch schon ausprobiert und es ist erfrischend. Es sollte aber berücksichtigt werden, dass man weniger schwitzt, wenn man sich vor dem Aufguss die Haut mit Eis herunterkühlt.
2. Es wird mit Crush-Eis oder mit Eiswürfeln aufgegossen. Das Eis schmilzt sehr langsam auf den heißen Saunasteinen und dadurch können die heißen Steine das dabei entstehende Wasser besser verdampfen. Der Aufguss beginnt milder. Je nach Menge des verwendeten Eises kann der Aufguss aber um einiges intensiver sein als das Äquivalent mit Wasser (vgl. auch dazu Schneeballaufguss). Ich habe bereits beides beim Aufguss erlebt: Es wird schon zu Beginn des Saunagangs das Eis auf die heißen Steine gelegt. In diesem Fall war der

Saunagang sehr intensiv und anstrengend. Ein anderes Mal wurde nach der Aufwärmphase zum Zeitpunkt des Aufgusses statt mit Wasser einfach mit Crush-Eis aufgegossen. Dieser Aufguss war meiner Meinung nach sanfter und schonender.

Eine weitere Besonderheit bei der zweiten Variante ist der Aufguss mit der Eiskugel. Hier wird das Crush-Eis in eine Form aus Holz gepresst. Die Form besteht aus zwei hölzernen Halbkugeln, welche dann in der Hand etwas gedreht werden. Dabei entsteht durch den Druck im Inneren eine schöne Kugel aus Eis. Diese Eiskugel wird dann auf den Saunaofen gelegt. Ansonsten bleibt der Eisaufguss der gleiche Vorgang. Ein besonders nettes Detail ist es, dass die Holzform im Inneren einen kleinen Dorn aus Holz hat. An dieser Stelle bleibt in der Eiskugel eine kleine Vertiefung.

In diese Vertiefung kann man etwas Aufgussmittel gießen. Die Kugel wird auf den heißen Saunasteinen langsam schmelzen und als krönender Abschluss landet das Aufgussmittel auf den Steinen und erzeugt beim Verdampfen einen guten Duft in der Saunakabine.

Honigaufguss

In vielen Saunen Österreichs ist derzeit der Honig-Aufguss in Mode. Hier wird jedoch nicht wie man wegen des Namens vermuten könnte, mit Honig aufgegossen. Nein, lediglich den Körper reibt man sich vor dem Aufguss mit Honig ein. Der gesamte Prozess funktioniert wie folgt: Man setzt sich in die Saunakammer und wärmt den Körper vor. Durch das Vorschwitzen werden insbesondere die Poren der Haut sehr gut gereinigt und aufnahmefähig gemacht. Dann werden in der Saunakammer vom Saunameister kleine Schüsselchen mit Honig gereicht. Den Honig streicht man sich nun auf die Haut. Die Haare und die Stirn werden dabei ausgelassen. Durch die Wärme wird der Honig sehr flüssig und lässt sich gut auf der Haut verteilen, bzw. zieht auch gut in die Haut ein.

Der Honig wirkt auf und in der Haut pflegend und hautreinigend, außerdem duftet er gut. Jetzt wird aufgegossen und als

Aufgussmittel kommen eher fruchtige Saunaöle zur Anwendung, weil sie mit dem duftenden Honig besonders gut harmonieren. Durch den Aufguss und das Schwitzen wird der Honig von selbst wieder fast ganz von der Haut entfernt. Die Dusche nach dem Saunabaden tut ihr Übriges dazu und verleiht eine glatte und geschmeidige Haut. Wichtig beim Honig-Aufguss ist es, ein genügend großes Handtuch dabeizuhaben, da der Honig sonst die Saunabänke verkleben würde. Achten Sie auch darauf, dass Sie sich immer auf die gleiche Seite des Saunatuchs setzen, wenn Sie einen Honigaufguss machen. Das Holz der Saunakabine wird es Ihnen danken. Im Handel werden mittlerweile auch schon spezielle Honigpasten für diese Art Aufguss angeboten. Ob Sie eine Honigpaste vorziehen oder lieber auf das Original zurückgreifen, überlasse ich Ihnen. Probieren Sie es einfach aus.

Salzaufguss in der Sauna

Beim sogenannten Salzaufguss könnte man annehmen, dass mit Salz bzw. Salzwasser aufgegossen wird – soll doch eine mit Salz angereicherte Luft gut für Allergiker und Asthmatiker sein. Auch bei der mit Salz angereicherten Seeluft ist die Wirksamkeit bekannt.

Das funktioniert jedoch in der Sauna nicht. Die Seeluft wird durch Salzverwirbelung mit Salz angereichert. Eine Verdunstung von Salzwasser bewirkt jedoch keine Anreicherung der Luft mit Salz. Es würde nur das Wasser verdampfen, das Salz würde als Kristall übrig bleiben.

Daher wird auch beim Salzaufguss nicht mit Salzwasser aufgegossen, sondern man reibt sich den Körper vor dem Aufguss mit Salz ein. Dazu wird dazu grobkörniges Mineralsalz verwendet.

Das Saunabad mit Salzaufguss beginnt wie immer. Sie betreten die Saunakabine, legen oder setzen sich auf Ihr Handtuch und genießen die Aufheizphase, bis es Zeit ist für den Aufguss. Sie haben aber eine kleine Schale mit Salz mit oder es wird kurz vor dem Aufguss das Salz durch einen Saunameister ausgegeben. Wichtig ist es, dass die Aufwärmzeit so lange dauert, bis Sie wirklich schwitzen. Auf der trockenen Haut bleibt das Salz nicht haften, es wird wirkungslos zu

Boden rieseln. Direkt vor dem Aufguss reiben Sie sich nun den Körper mit dem Salz ein. Das Salz wirkt zusätzlich schweißtreibend und desinfiziert sehr gut, es ergibt sich auch ein leichter Peeling-Effekt.

Anschließend erfolgt der gewohnte Aufguss. Durch den Schweiß wird das meiste Salz wieder vom Körper heruntergespült. Es ist daher wichtig, ein ausreichend großes Handtuch mitzuhaben. Das Handtuch wird das Salz auffangen und Sie sollten es nach der Sauna waschen.

Nach dem Aufguss verlassen Sie die Saunakabine und duschen das restliche Salz vom Körper.

Beim Einreiben des Körpers werden der Kopf und der Genitalbereich ausgelassen. Auch etwaige Wunden sollten nicht mit Salz eingerieben werden. Aber mit offenen Wunden ist ein Saunagang sowieso mit Vorsicht zu genießen. Ein Salzaufguss wird oft im Dampfbad oder Hamam angeboten, da es hier nicht so kritisch ist, wenn etwas Salz auf den Boden oder die Bänke (welche ja gefliest sind) rieselt.

In der Saunakammer aus Holz möchte man das ja eher vermeiden, daher verlassen in vielen Wellnessoasen die Saunagäste kurz vor dem Aufguss die Saunakammer, reiben sich den Körper mit Salz ein und betreten die Kabine erst nach dem Einreiben wieder.

Wenn Sie einen Salzaufguss zu Hause durchführen möchten, verwenden Sie jodfreies Salz (Jod kann auch über die Haut aufgenommen werden). Außerdem sollte die Salzmischung feine und grobe Körner beinhalten, um ein ausgeglichenes Verhältnis zwischen Massage und Peeling zu bekommen.

Beachten Sie, dass ein Salzaufguss intensiver und anstrengender ist als ein herkömmlicher Aufguss. Durch das Abreiben werden Sie mehr schwitzen und auch die Hitze in der Saunakabine mehr spüren als sonst. Wählen Sie eventuell eine Bankreihe niedriger als sonst.

Es gibt auch Mischungen, bei denen Öl oder Honig dem Salz beigemengt wird. Diese Masse haftet besser am Körper. Das bietet sich vor allem für Personen an, die weniger schwitzen.

Das Salz sorgt für einen leichten und angenehmen Peeling-Effekt auf Ihrer Haut. Außerdem wird die Durchblutung angeregt. Ihre Haut fühlt sich nach einem Salzaufguss wunderbar zart und geschmeidig an.

Der Wenikaufguss

Das Wort Wenik stammt aus der russischen Sprache und bedeutet so viel wie Birkenreisig. Der Birkensud, mit dem die heißen Steine begossen werden, wird direkt vor Ort aus dem Wenik gewonnen. Das einmalige Aroma der Birke ist natürlich, klassisch und wirkt sich außerdem gesund auf den Körper aus.

Der Aufguss mit ätherischem Duftöl ist allgemein bekannt, aber was ist mit dem Wenikaufguss bzw. mit Eichenwenik? Als Aufguss bezeichnet man das Befüllen oder das Begießen der obersten Steinschicht des Saunaofens mit Wasser. Es werden Dampfstöße erzeugt, die zu einer schnelleren Beheizung des gesamten Raumes und zur Erhöhung der Luftfeuchtigkeit führen. Es werden die physikalischen Eigenschaften des Wassers genutzt. Wenn dieses auf die 100° C heißen Steine des Saunaofens gefüllt wird, geht es vom flüssigen in den gasförmigen Aggregatzustand über, wobei Dampfstöße erzeugt werden.

Ätherische Ölzusätze sind in der finnischen Sauna und in der russischen Banja kaum üblich. Hier wird entweder nur mit Wasser oder mit wohltuendem Birkenwasser aufgegossen. Zu diesem Zweck werden die Birkenbüschel, die zum Abschlagen der Haut gebraucht werden, eingeweicht. Beim Wenikaufguss wird mit einem Bündel Birken das Aufgusswasser auf die Saunasteine verteilt. Das Aroma der Birkenblätter entfaltet sich dabei und verbreitet außerdem den typischen Birken-Geruch. Kombiniert wird der Birken-Aufguss gerne mit Quästen.

Vor der Verwendung müssen die Wenik-Bündel eingeweicht werden, damit sie geschmeidiger werden. Der Birkensud wird dann für den

Aufguss verwendet. Es kann darüber hinaus auch Birken-Konzentrat hinzugefügt werden. Somit wird das Aroma des Wenikaufgusses verstärkt. Das Abschlagen des Körpers mit der Birkenrute fördert die Durchblutung und regt außerdem den Kreislauf an. Es kann ganz einfach selber am eigenen Körper durchgeführt werden. Noch entspannender gestaltet es sich aber, wenn die Saunabesucher sich gegenseitig abschlagen. Die Bewegungen des Weniks sorgen für eine bessere Verwirbelung der Luftschichten innerhalb der Sauna. Somit haben diese auch einen Einfluss auf die Innenraum-Temperatur der Sauna.

Eichenwenik, was ist das?

Hierbei wird der Sauna-Aufguss mit Eichenquast (Quast: norddeutsch für Büschel) und dem daraus gewonnenen Sud der ätherischen Öle der Eiche durchgeführt. Da dieser Aufguss sehr natürlich ist, könnte man ihn sogar trinken. Der Eichenquast wird im Frühling geerntet und dann mit einem speziellen Verfahren getrocknet. Dadurch werden die ätherischen Öle der Eiche gespeichert. Bei Eichenwenik sollte die Temperatur in der Sauna zwischen 70° und 90° C liegen. Nur so kann der optimale Effekt erzielt werden. Das Wasser mit dem Eichenquast muss über den Saunasteinen verteilt werden. Anschließend wird der Wasserdampf durch sanftes Wacheln mit einem Saunatuch verteilt. Um ein intensiveres Dufterlebnis zu erzielen, sollte mit dem Eichenquast selbst gewedelt werden. Durch das sanfte Abschlagen mit dem Eichenquast werden Verspannungen gelöst, Schmerzen gelindert, und die Muskeln entspannen sich.

Da sich das Aroma in der Regel beruhigend auf unseren Organismus auswirkt, kann man während diesem Ritual einfach mal zur Ruhe kommen und die Seele baumeln lassen. Gerade nach einem stressigen Arbeitstag könnte ein Saunabesuch genau das Richtige sein, um abschalten zu können. Nicht nur der gesundheitliche Aspekt, sondern auch der Wohlfühlgedanke macht den Wenikaufguss so beliebt.

Aufguss mit der Gießkanne

Der Aufguss mit der Gießkanne in der Sauna ist wohl eher etwas für Hartgesottene, denn mit keiner anderen Methode schafft man es, derart viel Wasserdampf in so kurzer Zeit in die Luft zu bringen. Normalerweise wird ja in der Saunakammer mit einer Schöpfkelle aufgegossen. Die Wassermenge, die dabei in die Schöpfkelle passt, ist relativ gering. Durch den Schwall, der auf die Steine geschüttet wird, rinnt relativ viel Wasser an den heißen Saunasteinen vorbei auf den Boden. Es werden auch immer nur einige der Steine durch das Wasser befeuchtet. Anders mit der Gießkanne: Durch den Gießkanneneffekt (der durch die feinen Löcher am Auslaufende der Kanne entsteht) kommt das Wasser großflächiger auf die heißen Saunasteine.

Dadurch wird auf einmal viel mehr Wasser verdunstet, es rinnt auch viel weniger Wasser zwischen den Steinen durch. Durch leichtes Schwenken der Gießkanne schaffen Sie es, alle Saunasteine zu erreichen, und innerhalb kürzester Zeit eine enorme Menge an Wasser zu verdunsten und eine riesige Menge an Wasserdampf zu erzeugen. Der Effekt ist gewaltig und daher wird der Gießkannenaufguss in manchen Saunen bei offener Tür gemacht, um die Wirkung etwas zu mildern und ein wenig frische Luft ins Innere der Saunakammer zu lassen. Wenn Sie den Effekt noch verstärken möchten, dann geben Sie etwas Aufgussmittel in die Gießkanne. Dieses verdunstet dann gleichmäßig mit und steigert die Wirkung des Aufgusses noch weiter.

Abkühlen nach der Sauna

Sauna hat mit Hitze und Schwitzen zu tun. Wie passt denn da die Überschrift „Abkühlen nach der Sauna"? Das Schwitzen in der Saunakammer ist ja nur Teil des Saunabadens. Während der Aufheizphase erwärmt sich unser Körper und beginnt zu schwitzen. Nach erfolgtem Saunagang ist es aber dringend notwendig, den Körper wieder abzukühlen. Und gerade diese Abkühlung ist wichtig für den gewünschten Saunaeffekt: die Erhöhung der Abwehrkräfte und das „Abhärten".

Ob Sie sich nach dem Saunabad nun im Freien, wie die Finnen, im eiskalten See abkühlen, oder etwas Mildes bevorzugen, sei Ihnen überlassen. Übertreiben Sie es aber nicht. Wie auch bei der Hitze, braucht Ihr Körper bei der Kälte eine gewisse Trainings- oder Gewöhnungsphase. Sie sollten auch mit Ihrem Arzt abklären, ob Ihr Kreislauf, und/oder Ihr Blutdruck in Ordnung sind, bevor Sie Kaltwasseranwendungen machen.

Am schonendsten und auch die von uns empfohlene Variante ist das Frischluftbad. Das heißt, Sie gehen nach dem Schwitzen an die frische Luft. Dabei sollten Sie so wenig wie möglich anhaben, um den Effekt zu verstärken. Die kalte oder kühle Luft kühlt Ihren Körper über Ihre Haut relativ schnell wieder auf ein annehmbares Maß herunter. Die frische Luft in und über die Lungen tut Ihr Übriges. Atmen Sie normal und regelmäßig, es gibt keinen Grund, nach dem Saunabad tiefer als sonst zu atmen. Die Verdunstungskühlung, welche in der Saunakammer angeregt wurde, wirkt an der frischen Luft und im Freien nach und führt zu einer Wasserdampfabgabe. Sie können diese Wasserdampfabgabe im Winter an den aufsteigenden Nebelwolken von Ihrem Körper ausgehend sehen.

Nachdem Sie sich an der frischen Luft soweit abgekühlt haben, dass Sie sich (wieder) wohlfühlen, geht die Abkühlphase weiter zur Kaltwasseranwendung.

Sie haben sich nun an der frischen Luft abgekühlt, solange es Ihnen angenehm war. Jetzt sollte der Kaltwasserreiz durch die

Kaltwasseranwendung erfolgen. Finnen nehmen nun eine Abkühlung im nahe gelegenen See. In Österreich werden Sie vermutlich mangels See darauf verzichten müssen und nehmen gewöhnlich als Ersatz die Kaltwasserdusche. Hartgesottene und Geübte wälzen sich im Winter im Schnee oder reiben sich die Haut mit Schnee ab. Auch das erfordert einiges an Training, bis Sie diesen extremen Kältereiz verkraften. Für alle anderen ist eine schonendere Variante das Übergießen mit kühlem Wasser. Es fließt im besten Fall auch noch die Haut entlang und wirkt damit durch die großflächige Anwendung gleichmäßiger. Ich schreibe mit Absicht kühles Wasser und nicht kaltes, weil jeder seine eigene Temperatur finden muss und hier das Empfinden auch nicht jeden Tag gleich ist.

Sie sollten dabei auch vom Brausen mit einem kalten, scharfen Wasserstrahl Abstand nehmen, da hierdurch die Haut zu stark gereizt wird. Die Massagewirkung ist meiner Ansicht nach dabei zu vernachlässigen. Wenden Sie stattdessen lieber zu einem späteren Zeitpunkt eine Saunabürste an.

Sie können sich mit einem Kübel übergießen oder einen Schlauch ohne eine Düse nehmen. Mit dem Schlauch können Sie bei den Beinen beginnend langsam Richtung Herz abzuspülen beginnen. Achten Sie dabei darauf, dass das Wasser den Körper entlangfließen soll. Nach den Beinen machen Sie mit den Armen weiter, auch hier in die Richtung des Herzens. Wenn Sie Lust haben, machen Sie danach noch einen zweiten Abspülvorgang. Kühlen Sie sich nur so lange mit Wasser ab, wie Sie es als angenehm empfinden. Wer nun denkt, dass eine Abkühlung mit kühlem oder kaltem Wasser nicht angenehm ist, der irrt. Viele Saunafreunde freuen sich ganz speziell auf diesen Abkühlvorgang.

Neben oder nach der Kaltwasserdusche ergibt das Kaltwasserbad im Tauchbecken das besondere Erlebnis.

Nachdem Sie sich an der frischen Luft so weit abgekühlt haben, dass sich Ihr Kreislauf wieder beruhigt hat, können Sie nun nach der Kaltwasserdusche ein Kaltwasserbad im Tauchbecken nehmen. Viele möchten gleich nach der Saunakammer ins Kaltwasserbad gehen, davon sei aber abgeraten. Zum einen sollten Sie zumindest

Ihren Kreislauf an der frischen Luft stabilisieren, und bei der anschließenden Kaltwasserdusche bekommen Sie ein Gefühl, ob sich Ihr Kreislauf bereits erholt hat. Zum anderen ist es aus hygienischen Gründen und aus Rücksicht auf andere Saunabesucher angeraten, eine Kaltwasserdusche vor dem Kaltwasserbad zu nehmen.

Wieder gilt eine ähnliche Regel wie beim Schwitzbad. Gesünder ist es, kürzer und kühler zu baden, als sehr lange in lauwarmem Wasser. Dies würde den Kreislauf zusätzlich belasten und der gewünschte Abhärtungseffekt bleibt auch aus. Das Kaltwasserbad wirkt wegen des Wasserdrucks beim Eintauchen intensiver als die Kaltwasserdusche und bewirkt ein Zusammenziehen der Blutgefäße, die nach dem Schwitzen in der Saunakammer stark erweitert sind.

Auch hier gilt, dass ein Kaltwasserbad im Tauchbecken kein Muss ist. Kühlen Sie sich nur auf jene Weise ab, die Sie auch als angenehm empfinden. Sie werden auch im Laufe der Zeit bemerken, dass sich Ihr Körper an den Kältereiz gewöhnt und Sie es vielleicht nach einiger Zeit genießen, ins kalte Wasser zu steigen, während Sie es am Anfang bei den ersten Saunagängen als unangenehm empfunden haben.

Das Fußbad dient nicht nur zum Wärmen der Füße vor dem Schwitzgang, sondern auch der Abkühlung nach dem Schwitzen.

Die meisten kennen das Fußbad, um sich auf den Saunagang vorzubereiten. Da man nicht mit kalten Füßen in die Sauna gehen sollte, ist es fast schon eine Selbstverständlichkeit, vor dem Saunagang ein Fußbad zu nehmen. In Verbindung mit einem Badeöl wird so ein Fußbad zum Erlebnis. Was hat aber das Fußbad nun hier in der Kategorie Abkühlung zu suchen? So verblüffend es auch sein mag, das Fußbad unterstützt den Körper bei der Abkühlphase nach dem Schwitzen. So empfehle ich, zwischen den einzelnen Kaltwasseranwendungen immer wieder ein Fußbad zu nehmen. Warum das so ist, werde ich nun etwas ausführlicher erläutern.

In der Saunakabine erweitern sich Ihre Gefäße, weil sich Ihr Körper auf die große Hitze einstellt. Es wird mehr Blut durch die Venen befördert. Beim Abkühlen mit kaltem Wasser ziehen sich die Gefäße reflexartig zusammen und verengen sich. Ein warmes Fußbad kann nun helfen, die Gefäße wieder etwas zu erweitern, damit kann das Blut leichter durch die Venen fließen und die Wärme besser abtransportieren. Das Wasser sollte aber wirklich nur warm sein und auf keinen Fall heiß. Ebenso darf das warme Wasser nur bis zu Ihren Knöcheln reichen. Zu viel Wasser würde die Abkühlphase stören. Durch den Wechsel des Zusammenziehens und Erweiterns der Venen werden diese trainiert, was sich hervorragend auf die Gesundheit Ihrer Gefäße auswirkt.

Merke: Den Abschluss der Abkühlphase bildet immer die Kaltwasseranwendung und niemals das warme Fußbad, um ein Nachschwitzen zu vermeiden.

Sauna-Abkühlung mit Crush-Eis: Hartgesottene lieben das Prickeln auf der Haut, welches Crush-Eis nach der Sauna bei der Abkühlung verursacht. Das Wichtigste an der Sauna ist die Abkühlung danach. Sie dauert auch doppelt so lange wie der Aufenthalt in der Saunakammer. Erst diese Abkühlung bringt den gewünschten Saunaeffekt der Abhärtung, Entschlackung und wirkt so erfrischend. Wem nun aber Tauchbecken, Güsse mit kaltem Wasser oder Abspülen mit dem Schlauch zu wenig ist, der kann es einmal mit Crush-Eis versuchen. Dabei wird einfach die Haut mit zerstoßenem Eis abgerieben. Es ist durchaus normal, dass sich die Haut dabei etwas rötet, das gibt sich sehr schnell wieder. Konzentrieren Sie sich aber nicht immer auf die gleiche Stelle, um keinen Erfrierungseffekt zu bekommen. Reiben Sie einfach den ganzen Körper immer wieder mit einer Handvoll kleiner Eisstücke ab.

Nun werden Sie zu Recht fragen, wer den Aufwand betreibt und sich daheim so eine Menge Crush-Eis macht, nur um sich nach der Sauna abzukühlen. Crush-Eis werden Sie sicherlich meist nur in großen Sauna- und Wellnesslandschaften finden, die Ihren Besuchern etwas Außergewöhnliches bieten möchten. Zu Hause können Sie einen ähnlichen Effekt erzielen, indem Sie statt des Crush-Eises eine Handvoll Schnee nehmen. Versuchen Sie es einfach, Sie werden sehen, obwohl es anfangs einige Überwindung kostet, wird es sehr schnell unverzichtbar in Ihrer Abkühlphase werden.

Saunazubehör

Saunazubehör gibt es viel; eine Übersicht über die erhältlichen Produkte zu machen, ist fast ein Ding der Unmöglichkeit. Zum einen gibt es sehr viel Zubehör für die Saunakabine selbst, wie den Saunaofen oder die Sanduhr. Zum anderen gibt es viele Dinge, die uns das Saunabaden angenehmer machen, wie die Saunabürste oder das Saunatuch. Es ist auch sehr schwierig, hier eine Empfehlung abzugeben, da es kaum möglich ist, einen Überblick über die vielen Hersteller am Markt zu bekommen. Probieren Sie einfach selbst, welches Saunazubehör Ihnen zusagt, achten Sie auf gute Verarbeitung und hochwertige Materialien, dann werden Sie auch sehr lange viel Freude mit Ihrem Saunazubehör haben.

Saunatuch

Ich spreche auf meiner Webseite in meinen Artikeln rund um Sauna und Wellness oft vom Saunatuch und wurde diesbezüglich angesprochen, ob es denn hier Unterschiede zum herkömmlichen Saunahandtuch gibt. Falls es nur die Größe ist, so das Argument der Fragesteller, dann gibt es neben der Bezeichnung Handtuch auch noch die Bezeichnung Badetuch. Warum aber ist die Rede vom Saunatuch? Es spricht wenig dagegen, in die Saunakammer mit einem ausreichend großen Handtuch zu gehen, ob das nun Handtuch oder Badetuch heißt, ist ja eigentlich egal. Aber es gibt durchaus ein Saunatuch, welches sich vom großen Handtuch unterscheidet. Das typische Saunatuch ist länger und schmäler als das „große Handtuch" und das hat folgenden Grund: Wenn Sie das Saunatuch auf der Liege ausbreiten und sich darauflegen, dann hängt es wegen der geringeren Breite nicht über die Saunabank und stört so nicht die Luftzirkulation in der Saunakabine. Aufgrund der überdimensionalen Länge können sich auch größere Menschen bequem auf dem Saunatuch ausstrecken.

Daher schützt ein Saunatuch nicht nur die Bänke vor herabtropfendem Schweiß und anderen Verunreinigungen, sondern es vermeidet auch die Berührung unserer Haut mit dem aufgeheizten Holz der Saunabänke. Die meisten Saunatücher haben auch verschiedenfärbige Seiten. So wissen Sie immer, welche Seite des Saunatuchs oben ist, damit Sie stets auf der gleichen Seite liegen oder sitzen.

Sehr oft sieht man auch Saunahandtücher mit Klettverschluss, die man sich um die Hüften schlagen kann. Obwohl in diversen Fachgeschäften auch dafür die Bezeichnung Saunatuch gebräuchlich ist, spreche ich in dem Fall vom Saunakilt.

Sanduhr

Es ist unbedingt notwendig, auch in der Saunakabine die Zeit zu messen. Zum einen ist es wichtig, die maximale Zeit für das Schwitzen von 15 Minuten nicht zu überschreiten. Zum anderen sollte auch der Zeitpunkt für den Aufguss genau bestimmbar sein. In der Saunakabine verliert man sehr oft völlig das Zeitgefühl. Herkömmliche Uhren sind nicht geeignet, weil sich jeder beim Eintreten merken müsste, welches seine Eintrittszeit war. Es ist also eine Art Stoppuhr notwendig, die ca. 15 Minuten lang die Zeit anzeigt und dann wieder von vorne anfängt. Herkömmliche Uhren haben auch den Nachteil, dass sie den Bedingungen in der Saunakabine nicht standhalten (hohe Temperatur, große Luftfeuchtigkeit). Sehr oft sieht man auch, dass Saunabesucher Ihre „wasserdichte" Armbanduhr mithaben. Es macht aber keinen Sinn, sich nach der Uhr eines Saunabesuchers zu richten. Alleine die Abstimmung mit den anderen Gästen sorgt für Verwirrung.

Alle diese Anforderungen werden von einer Sanduhr bestens erfüllt. Sie ist wasserfest, hat keine Mechanik, welche kaputt werden kann, und sie kann jedes Mal aufs Neue gestartet werden, indem man sie umdreht.

Achten Sie aber darauf, dass die Sanduhr für die Saunakabine geeignet ist. Sie sollte vorwiegend aus Holz und Glas sein, weil metallische Teile sich zu stark erhitzen. Sie sollte robust sein, da sie sehr oft umgedreht und angestoßen wird und sie sollte vom Design in etwa zur Saunakabine passen, damit der Wohlfühleffekt verstärkt wird.

Saunaeimer

Nur mit dem richtigen Saunazubehör ist die Sauna ein Vergnügen, hört man oft. Aber was ist denn das richtige Saunazubehör? Dieser Frage gehe ich hier in diesem Bereich nach und beschäftige mich in diesem Beitrag mit dem Saunakübel, auch Saunaeimer genannt.

Der Saunaeimer ist immer dann nötig, wenn ein Aufguss gemacht werden soll, also in der finnischen Sauna immer. Mit dem Saunaeimer wird das Wasser mit in die Saunakabine genommen und wartet dort, bis es für den Aufguss benötigt wird.

Material des Saunaeimers

Es stellt sich sofort die Frage nach dem richtigen Material für einen Saunaeimer. Die Eimer werden aus Holz (Lärche, Espe, Fichte), aber auch aus Kunststoff, Kupfer und Edelstahl angeboten. Der Klassiker ist jener aus Holz, aber auch die anderen werden gerne gekauft.

Saunaeimer aus Kupfer

Der Saunaeimer aus Kupfer ist nett anzusehen und es wird gerne gesagt, dass er keine besondere Reinigung und Behandlung braucht und trotzdem immer schön bleibt. Klingt erst mal gut, aber auf den zweiten Blick relativiert sich das meiner Meinung nach. Kupfer sieht neu sehr schön aus, allerdings bekommt es schnell Flecken, wenn der Eimer nicht nach jedem Gebrauch gewissenhaft getrocknet (innen und außen) wird. Selbst wer den Kupfereimer konsequent trocknet, wird bemerken, dass sich der Eimer mit der Zeit immer mehr verfärbt, bis er ein dunkles Braun annimmt. Bei einer Dachrinne ist dieser Effekt durchaus erwünscht, ob Sie das bei einem Saunaeimer mögen, muss jeder selbst entscheiden. Man kann aber den Kupfereimer versiegeln bzw. lackieren, dann behält er sein Aussehen. Ein weiterer Punkt, der zu berücksichtigen ist, ist der, dass Kupfer Wärme sehr gut leitet. Das Kupfer wird bei den Temperaturen daher sehr heiß. Jener Bereich, der mit Wasser gefüllt ist, bleibt zwar im angenehmen Temperaturbereich, aber oberhalb des Wasserrands ist Vorsicht geboten und der Griff sollte in jedem Fall aus Holz sein.

Saunaeimer aus Edelstahl

Der Edelstahleimer wartet mit einem Vorteil gegenüber dem Kupfereimer auf: Er verändert sein Aussehen nicht. Er ist unproblematisch, was die Reinigung betrifft und hält wahrscheinlich ewig. Aber auch Stahl leitet die Wärme sehr gut, es gilt daher ähnlich dem Kupfer-Saunaeimer, dass ein Griff aus Holz von Vorteil wäre.

Saunaeimer aus Holz

Wie oben bereits erwähnt, der Klassiker unter den Saunaeimern. Altbewährt und immer noch gut. Holz ist ein schlechter Wärmeleiter, der Saunaeimer bleibt daher schön kühl, ist angenehm anzufassen und passt von seiner Haptik einfach gut in die Saunakabine. Aber auch die Nachteile sollten nicht verschwiegen werden. Wenn das Holz feucht wird, dehnt es sich etwas aus, wenn es trocknet, dann schrumpft es und der Saunakübel wird undicht. Als Abhilfe wird empfohlen, immer Wasser im Holzeimer zu lassen und dieses regelmäßig zu wechseln. Dazu muss aber gesagt werden, dass bei regelmäßiger Nutzung der Sauna so ein Holz-Saunaeimer nie ganz austrocknet und die Dichtheit weiter gegeben ist. Ein weiterer Nachteil ist jener, dass das Holz verwendete Saunadüfte aufnehmen kann. Das Holz des Saunaeimers riecht dann nach dem Aufgussmittel, wenn dieser nicht gut gereinigt wird.

Abhilfe für beide Nachteile bringt ein Saunakübel-Einsatz aus Kunststoff. Dieser ist pflegeleicht, bleibt dicht und nimmt auch keine Gerüche an. Solche Einsätze gibt es zum Nachkaufen/Nachrüsten, werden aber auch schon fix im Saunaeimer montiert angeboten.

Saunaeimer aus Kunststoff

Wenn Kunststoff solche Vorteile hat, warum nicht gleich einen Saunaeimer aus Kunststoff? Glücklicherweise habe ich noch keinen Saunaeimer aus Kunststoff im Handel entdeckt und ich hoffe, das wird noch möglichst lange so bleiben. Ein Kunststoffeimer hat sicher seine Vorteile, aber meiner Meinung nach in einer Sauna nichts verloren.

Saunaeimer im Set

Die meisten werden sich vermutlich nicht nur den Saunaeimer einzeln kaufen, sondern gleich ein Set erwerben, bei dem unter anderem auch eine Saunakelle enthalten ist. Schließlich brauchen Sie auch etwas, um das Wasser aus dem Eimer zu schöpfen und auf die Saunasteine zu gießen. Machen Sie das bitte nie mit bloßen Händen, nutzen Sie immer eine Kelle – aus hygienischen Gründen und wegen der drohenden Verbrühungsgefahr.

Fußwärmekübel

Ein Fußbad in Verbindung mit der Sauna ist eine gute Kombination. Dazu gibt es zwei Gelegenheiten, die sich anbieten.

Fußbad vor der Sauna

Das Fußbad vor der Sauna hat den Sinn, die Füße vorzuwärmen und die Durchblutung der Füße anzuregen. Wer mit kalten Füßen ins Schwitzbad geht, wird feststellen, dass er später zu schwitzen anfängt und auch weniger schwitzen wird, als wenn er mit warmen Füßen die Sauna betritt. Wer überhaupt spät bzw. wenig in der Sauna schwitzt, sollte vorsorglich auch bei warmen Füßen einmal so ein Fußbad ausprobieren. In der Therme oder öffentlichen Sauna gibt es zu diesem Zweck meist in den Boden eingelassene kleine Badewannen schon im Duschbereich zur Vorreinigung. Hier kann man bequem davorsitzen und das Fußbad als Vorbereitung zur Sauna und Entschleunigung vom Alltag genießen.

Bei der Sauna im Eigenheim wird diese Möglichkeit gewöhnlich fehlen. Hier können Sie sich mit einem Holzkübel oder einem kleinen Bottich für ein Fußbad abhelfen. Natürlich würde ein Eimer aus Kunststoff oder eine PVC-Fußbadewanne auch reichen. Aber da die Sauna für uns in Verbindung mit natürlichen Materialien (vor allem Holz) steht, empfehle ich den Holzkübel oder eine kleine Saunawanne aus Holz. Wer skeptisch ist, und das Fußbad gerne testen möchte, kann es auch in der Badewanne probieren. Dazu lassen Sie sich warmes Wasser in die Badewanne, setzen sich auf den Rand und genießen so Ihr Fußbad.

Fußbad nach der Sauna

Nach der Sauna empfiehlt sich das Fußbad, weil es das Abkühlen des Körpers unterstützt. Durch ein Fußbad erweitern sich die Gefäße in den Beinen. Es kann mehr Blut durchgepumpt werden und der Körper kühlt schneller wieder auf normales Maß. Wenn ich vom Abkühlen im Zusammenhang mit der Sauna spreche, so meine ich immer die Kerntemperatur des Körpers, nicht die Oberflächentemperatur der Haut. Die Temperatur im Inneren des Körpers steigt beim Saunabaden an (künstliches Fieber) und muss in der Ruhephase wieder auf herkömmliches Niveau gebracht werden. Im Unterschied zum Wärmebad vor der Sauna, wird aber nach der Sauna nur knöcheltiefes Wasser verwendet.

Kneippbad

Nicht zu verwechseln ist das Fußbad mit dem sogenannten Kneippbad, bei dem die Füße abwechselnd im kalten und im warmen Wasser gebadet werden. Meist indem man im Kreis herumgeht und dabei vom warmen Becken ins kalte Becken wechselt und dann wieder von vorne. Dieses Kneippbad kann zwar auch mit Fußbadewannen durchgeführt werden, es dient aber zur Anregung des Kreislaufs und zur Abhärtung.

Wenn Sie über den Kauf eines geeigneten „Fußwärmers" nachdenken, empfehle ich, nicht nur auf die Optik zu achten. Es gibt bei den angebotenen Produkten teilweise große Qualitätsunterschiede. Die Fußwanne sollte unbedingt dicht sein. Dieses Problem der Undichtigkeit stellt sich vor allem bei den hölzernen Eimern. Da Holz im trockenen Zustand schrumpft, werden solche Produkte schnell undicht. Bei regelmäßiger Nutzung wird das Holz aber normalerweise feucht und damit auch dicht bleiben.

Wer auf Nummer sicher gehen möchte, aber dennoch nicht auf die Haptik der hölzernen Fußbadewanne verzichten möchte, kann auf Kunststoffeinsätze für solche Fußwannen zurückgreifen. Auch die Reinigung wird durch solch einen Kunststoffeinsatz erleichtert.

Saunaofen

Der Saunaofen wird benötigt, um in der Saunakabine die notwendige Wärme zu erzeugen. Wählen Sie Ihren Saunaofen und die dazu passende Steuerung sorgfältig aus. Was wäre eine Sauna ohne den Saunaofen? Stimmt, es wäre keine Sauna. Der Saunaofen ist das wohl wichtigste Element einer Saunakabine. Er ist dafür verantwortlich, dass sich die Saunakammer in der dafür bestimmten Zeit auf die gewünschte Temperatur aufheizt. Hier liegt auch schon der Knackpunkt an der Auswahl des Saunaofens. Seine Leistung muss zum Volumen der Saunakabine passen. Bei einer zu schwachen Heizleistung wird es zu lange dauern, bis die gewünschte Temperatur erreicht ist. Bei einem zu starken Saunaofen wird die Aufheizzeit zu kurz sein, was für die meisten Saunabesucher als zu stark und zu anstrengend empfunden wird.

Wenn ich mit Leuten über die Auswahl des passenden Ofens für ihre Sauna spreche, ist die Rede hauptsächlich vom Design des Ofens, vom Platzbedarf und ob es ein kombinierter Ofen (mit Verdampfer) ist oder nicht. Ich denke, genau diese Dinge sind bei der Auswahl sekundär. Klar sollte die Ästhetik nicht zu kurz kommen und auch die Entscheidung über die Ofenvariante ist wichtig. Aber ungleich wichtiger ist die Leistung des Ofens, damit Sie später Ihre Sauna genießen können.

Saunasteuerung

Mit dem Erwerb einer Saunakabine und des dazu passenden Saunaofens sollten Sie auch die Steuerung mit Sorgfalt auswählen.

Beim Saunakauf oder Saunabau denkt man an das naturbelassene Holz, die Ausführung der Sitzbänke oder auch die kleinen Utensilien, wie den Aufgusseimer oder die Schöpfkelle. Fast niemand denkt daran, dass der Saunaofen, ein Verdampfer oder auch die Lüftung der Saunakabine eine Steuerung benötigen. Es ist daher notwendig, sich bei der Auswahl des Saunaofens auch Gedanken über die dazu passende Steuerung zu machen, wenn nicht sogar beide im Set zu erwerben, um eine Kompatibilität zu gewährleisten. Was hilft der schönste Verdampfer, wenn Sie nachher nicht in der Lage sind, die Luftfeuchtigkeit passend zur Temperatur einzustellen und Sie nicht davon ausgehen können, dass diese Einstellung exakt so bleibt, ohne dauernd nachregeln zu müssen.

Auch eine programmierbare Vorheizzeit kann sehr große Vorteile haben. Es gibt doch nichts Schöneres, als gleich in die vorgeheizte Sauna gehen zu können. Aber auch Lüftung (über Ventilatoren) müssen angesteuert und geregelt werden, ebenso das Farblicht oder die Kabinenbeleuchtung. Als überaus praktisch hat sich auch eine Nachlaufzeit bei der Saunasteuerung erwiesen, welche dafür sorgt, dass nach dem sehr feuchten Betrieb mit einem Verdampfer die Kabine automatisch aufgeheizt wird, um die restliche Feuchte wieder aus der Saunakammer zu bringen. Teilweise werden am Markt inzwischen auch bereits Saunaöfen mit integrierter Steuerung angeboten, was sich durch das Preis-Leistungs-Verhältnis als sehr effizient erweisen kann. Jedoch können Sie bei diesen integrierten Steuerungen meist keine zusätzlichen Komponenten wie Farblicht oder Lüftung anschließen.

Farblichttherapie

Die Kombination der Farblichttherapie mit der Sauna ist sehr beliebt. Ergänzt Sie doch die Sauna perfekt und steigert das Wohlbefinden. Kann man die Farblichttherapie mit der Sauna kombinieren und ist das auch sinnvoll? Die Farblichttherapie basiert auf dem Effekt, dass das menschliche Auge farbiges Licht aufnimmt und an das Gehirn weitergibt. Je nach Farbe hat das verschiedene Wirkungen auf den Menschen. Aber nicht nur über das Auge, auch über die Haut werden die Lichtstrahlen aufgenommen. Was bietet sich hier besser an, als die Farblichttherapie mit der Sauna zu kombinieren? Schließlich benutzen wir die Sauna in der Regel nackt und das Farblicht kann ungehindert an unsere Haut gelangen. Außerdem ist Ihr Körper in der Sauna entspannt und wird nicht von anderen Effekten abgelenkt, die Farblichttherapie kann so noch besser auf Ihren Körper wirken. Im Prinzip kann man jede farbige Lampe nehmen, aber die im Handel angebotenen Farblicht-Lampen, welche die Farbe nach einiger Zeit wechseln, leisten noch besser ihren Dienst. Eine Behandlungszeit von 15 bis 20 Minuten ergänzt ebenfalls sehr gut die Dauer eines Saunabesuchs.

Wie bereits oben beschrieben, hat dabei jede Farbe bei der Farblichttherapie eine eigene Wirkung auf Ihren Körper. So regt Rot die Durchblutung an, gibt dem Körper Energie und steigert das Wohlbefinden. Einzusetzen ist Rot bei niedrigem Blutdruck, Depressionen, Mattheit und sexuellen Problemen. Grün hingegen inspiriert und besänftigt. Es bringt den Körper ins Gleichgewicht und hat eine wohltuende Wirkung auf Ihre Lunge und die Bronchien. Gelb wirkt positiv auf Magen, Darm und Leber. Es stärkt das allgemeine Wohlbefinden. Orange sorgt für Fröhlichkeit. Es lässt Ihr Gemüt heiter werden und wirkt sehr gut bei Muskelverspannungen und Krämpfen. Blau gibt kühle Ruhe und wirkt bei Schlaflosigkeit und Nervosität. Violett wirkt auf das Immunsystem und auf den Flüssigkeitshaushalt des Körpers. Außerdem hilft es bei der Meditation und bei Konzentrationsübungen.

Saunahut

Vielleicht ist Ihnen auch schon aufgefallen, dass in der Sauna immer häufiger Leute Hüte tragen. Dies ist nicht nur ein skurriler Modetrend, sondern eine echte Bereicherung für das Saunaerlebnis.

Idealerweise besteht der Saunahut aus Filz. Er sorgt dafür, dass die Hitze nicht so stark auf den Kopf wirkt. Im Winter eine Kopfbedeckung zu tragen, ist normal. Es ist bekannt, dass der Kopf stark durchblutet ist, aber nicht von Fettgewebe geschützt wird. Daher findet hier der intensivste Temperaturaustausch statt. Im Sommer schützt ein Sonnenhut nicht nur vor der UV-Strahlung, sondern auch vor Überhitzung. Gleiches leistet der Hut für die Sauna. Wenn etwa bei einem Aufguss die Hitze stark ansteigt, sorgt die Kopfbedeckung dafür, dass der Kopf vor der Hitzewelle geschützt ist. So schwitzen Sie zwar, aber überhitzen nicht so schnell. Auf diese Weise schonen Sie Ihren Kreislauf und halten die Belastung beim Saunieren in einem gesunden Rahmen. Dies ist vor allem für Anfänger, die die eigenen Grenzen erst noch ausloten möchten, ein gutes Hilfsmittel.

Welcher Hut ist der richtige? Das Material ist hier sehr wichtig. Ein Saunahut aus Baumwolle etwa ist ungeeignet. Baumwolle saugt Flüssigkeit stark auf, die sich wiederum schnell erwärmt. So leistet ein Baumwollhut nicht den Schutz, der geboten werden soll, und kann sehr unangenehm werden. Auch Hüte aus Kunststoffen sind ungeeignet und unter Umständen sogar gefährlich.

Nach dem Saunagang sollte der Hut gut gelüftet werden, damit er trocknet. Je nach Beschaffenheit des Filzstoffes, können Sie den Hut in der Waschmaschine oder per Hand bei niedriger Temperatur waschen. Damit er sich beim Trocknen nicht verformt, sollten Sie ihn behutsam in seine Form zurückziehen, etwa über dem Knie oder auf Ihrem Kopf. Den Saunahut gibt es für Damen und Herren. Gute Verarbeitung und sortenreiner Stoff sollten hier Auswahlkriterium sein, damit Ihr Hut auch seinen Zweck erfüllt. Vielleicht werden Sie zunächst Interesse und Aufmerksamkeit der anderen Saunagäste auf sich ziehen. Doch ist es nur logisch, den Körperteil, der am empfindlichsten bei Temperaturschwankungen ist, zu isolieren. Ein weiterer Vorteil ist, dass das Haar nicht so nass wird. Ebenso scheint der Hut Haarschäden wie Spliss, der beim Saunieren vermehrt auftreten kann, zu verhindern. So schützt der Saunahut zusätzlich vor Erkältungen, etwa wenn Sie mit nassem Haar hinausgehen. Viele Saunafreunde berichten außerdem, dass sie es als angenehm empfinden, wenn durch den Saunahut weniger Schweiß ins Gesicht, vor allem in die Augen, fließt.

Saunakilt

In öffentlichen Saunen möchten Sie sicher nicht unbeabsichtigt viel Haut zeigen. Wenn Sie ein Badetuch um die Hüften geschlungen haben, kann dies beim Hinsetzen oder Aufstehen aber passieren. Egal, wie die anderen Gäste reagieren, Sie selber empfinden die Situation sicher als unangenehm. Hier kann der Saunakilt helfen.

Vereinfacht ausgedrückt, handelt es sich beim Saunakilt um ein Badelaken, welches geknöpft werden kann. So haben Sie keine Umschlingung mehr, die sich in ungünstigem Moment lösen kann. Schieben Sie den Kilt so, dass alles bedeckt ist, was bedeckt sein soll. Durch die Knöpfung rutscht er nicht. Der Saunakilt ist die knöpfbare Version des Saunatuches für die Herren. Für die Dame gibt es solche Tücher ebenfalls. Im Web finden Sie diese eher unter dem Suchwort „Saunakleid“. Das Kleid ist erheblich breiter als der Kilt, damit die Dame es über der Brust schließen kann.

Es gibt die Saunabekleidung in verschiedensten Farben und Materialien. Je nach Vorliebe und Geldbeutel ist für jeden Geschmack etwas dabei. Es gibt sicherlich solche aus Kunstfasern, jedoch sollte hier die Saugfähigkeit des Stoffes mit beachtet werden. Genauso die Frage, ob und wie sehr sich der Stoff erwärmt. Ebenso die Wascheigenschaften und die Formstabilität. Idealerweise ist der Saunakilt aus Baumwolle. Dieser Stoff nimmt Feuchtigkeit gut auf, bleibt auch in Hitze in Form und wird im nassen Zustand nicht rau. Wenn die Haut stärker durchblutet wird, wird sie auch sensibler, daher sollte ein bequemer und weicher Stoff gewählt werden. Das Gleiche gilt natürlich für das Saunakleid. Die Knöpfe sollten aus Kunststoff sein, da Metalle sich sehr schnell erhitzen und sogar Verbrennungsgefahr besteht.

Ehe Sie Ihren Kilt zum ersten Mal in der Sauna benutzen, sollte er gewaschen werden. Viele Textilien werden für die Lagerung mit einer Chemikalie getränkt, die wasser- und schmutzabweisend ist. Diese Imprägnierung kann in Verbindung mit Schweiß allergische Reaktionen hervorrufen. Auch stellen Sie so sicher, dass eventuelle Farbreste aus dem Stoff entfernt sind und Sie nicht die Farbe auf Ihrer Haut wiederfinden. Wählen Sie die Größe Ihres Kilts für die Sauna oder des Saunakleides großzügig, sodass der Stoff bequem fällt und Sie nicht einengt. Durch die Knopfleiste an Hüfte beziehungsweise Brust können Sie die Enge des Kleidungsstückes individuell anpassen.

Wenn Sie regelmäßig eine öffentliche Sauna besuchen, ist ein Saunakilt eine lohnende Anschaffung, die zu Ihrer Entspannung beim Saunieren beiträgt. Gute Kilts sind strapazierfähig und haltbar, sodass Sie lange Freude daran haben.

In letzter Zeit sieht man auch vermehrt, dass statt der Knöpfe ein Klettverschluss am Saunakilt eingesetzt wird. Probieren Sie einfach beides aus und entschieden Sie selbst, was Ihnen mehr liegt.

Sternenhimmel in der Sauna

Die Sauna soll ein Platz zum Entspannen sein. Nach einem harten Arbeitstag ist es immer schön, in der hauseigenen Sauna einfach mal runterzukommen. Noch schöner wird das Ganze, wenn man in der Sauna einen prachtvollen Sternenhimmel hat. Das wunderbare Feeling wird um ein Vielfaches gesteigert. Mit der passenden Musik, einem netten Aroma und ein paar LEDs könnte man sich kaum wohler fühlen. Vor allem zusammen mit dem Partner wird der Saunagang zu einem ganz besonders romantischen Erlebnis. Das Gute ist, dass solch ein Sternenhimmel mit gar nicht so viel Arbeit verbunden ist, wie man meint.

Wer sich die Sterne vom Himmel holen möchte, der könnte sich einfach ganze Bausätze kaufen. Mit diesen kann ein überwältigendes Sternenhimmelerlebnis geschaffen werden. Besonders schön wird es, wenn es zusätzlich einen Flimmereffekt gibt. Dann wirkt der Sternenhimmel nämlich außerordentlich natürlich, weil die Sterne des Himmels nun einmal unregelmäßig flimmern. Ein solches Set sollte immer wasserdichte LED-Leuchten bieten. Außerdem ist es besonders schön, wenn die einzelnen Leuchtpunkte nicht alle dieselbe Farbe haben. Natürlich kommt es hierbei immer auf den eigenen Geschmack an. Das Angebot ist jedoch so groß, dass jeder etwas Passendes finden wird. Vor einem Kauf sollte natürlich auch stets der Energieverbrauch der Lampen angesehen werden. Ansonsten kann der Sternenhimmel schnell zum Energiefresser werden. Lichtleitfasern ermöglichen eine leichtere Montage von einer oder mehreren Lichtleitern. Viele Menschen lassen solch einen Sternenhimmel vom Profi einbauen, was jedoch mit außerordentlich hohen Kosten verbunden ist. Doch ist es überhaupt möglich, als Laie einen solchen Sternenhimmel in der eigenen Sauna zu realisieren? Die Antwort lautet: Ja! Es ist sogar einfacher und mit weniger Arbeit verbunden, wie man meinen mag.

Erst einmal müssen die Deckenplatten mit Löchern durchbohrt werden. Man benötigt Lichtleiter oder Glasfasern, die durch die Löcher gesteckt werden. Im Anschluss wird die Platte an der Decke befestigt und mit dem LED-Projektor oder dem Generator verbunden. Damit ist die Arbeit eigentlich schon getan. Es ist natürlich weitaus einfacher, wenn man sich ein fertiges Set kauft. Die einzelnen Komponenten können aber auch separat erworben werden. Man benötigt je nach Saunagröße mehr oder weniger Glasfaser. Weiterhin sollte die LED ihre Farben wechseln können. Die Glasfaser muss für Temperaturen über 100° C geeignet sein.

In einer Sauna, die etwa zwei bis acht Quadratmeter aufweist, erzeugen 125 LEDs bereits genügend Licht und sorgen für ein angenehmes Feeling. Es ist natürlich auch möglich, die Sauna an einzelnen Stellen etwas mehr zu beleuchten, sodass trotzdem noch gelesen werden kann. Hierzu müssen die Lichtleiter einfach enger platziert werden oder in einer Reihe mit etwa zwei Zentimetern Abstand angebracht werden.

Lichtleiter von der Rolle ermöglichen eine besonders leichte Montage von einem oder gleich mehreren Glasfasern. Einfach abrollen und dann auf die gewünschte Länge zuschneiden. Danach muss der Lichtleiter in die Halterung gesteckt werden. Die Lichttransmission ist besonders hoch, was perfekt für einen wunderschönen Sternenhimmel in der Sauna ist.

Salzverdampfer für die Sauna

Schon im Zeitalter der Antike kannte die Menschheit die wohltuende Wirkungsweise von Salz, insbesondere bei chronischen Erkrankungen der Atemwege und der Haut. Bei einem Salzdampfer wird der Edelstahlzylinder zwischen den Saunasteinen eingesetzt und mit etwas Wasser befüllt. Durch die ansteigenden Temperaturen des Saunaofens verdampft es und der Dampf steigt durch eine Öffnung in den Verdampfertopf, der mit Salzkristallen befüllt wurde. Beim Ausspülen wird sich der Dampf mit Salz anreichern und verteilt sich folglich gleichmäßig in der Saunakabine. Der Salzgehalt der Luft wird also auf bis zu sieben Prozent ansteigen. Vergleichen könnte man dies mit einem Besuch am Meer. Das Meeresklima ist immer gut für den Körper und dies hängt in erster Linie mit dem Salzgehalt des Wassers ab. Alte Seebäder belegen, dass die Medizin bereits seit mehr als 200 Jahren die

Heilkraft des Meeres bei etlichen chronischen Erkrankungen der Atemwege und der Haut nutzt.

Das Einatmen salzhaltiger, reiner Luft kann sich reizmildernd und entzündungshemmend auswirken. Aber auch einer chronischen Bronchitis könnte vorgebeugt werden. Bei Kindern wird gerne die Salzinhalation eingesetzt, wenn sie beispielsweise eine Nasennebenhöhlenentzündung haben. Diese besonders sanfte Anwendung ist mit keinerlei Nebenwirkungen verbunden. Bei Erkältungen und verstopften Kindernasen unterstützt dies die herkömmliche Behandlung enorm. Auch Dermatologen sind von der Kraft des Salzes erstaunt. Diese setzen Salz nämlich häufig bei Neurodermitis, Schuppenflechte oder Akne ein. Das Salz wirkt entzündungshemmend und antibakteriell, weshalb Salz solchen Hauterkrankungen entgegenwirkt.

Aber auch in Wellness- und Gesundheitseinrichtungen findet man immer wieder Salzverdampfer, die den Menschen bei Ermüdungserscheinungen wieder neue Energie spenden sollen. Weiters können Menschen mit Herz-Kreislauf- und Gefäßerkrankungen unterstützt werden. Wer sich einen Salzverdampfer in seine eigene Sauna holt, der kann all diese positiven Effekte so häufig erleben, wie er möchte.

Jeder Saunaofen kann nachgerüstet werden

Ein Edelstahlzylinder wird ganz einfach zwischen die Saunasteine gesetzt und dann mit Wasser befüllt. Durch die Erwärmung des Ofens wird das Wasser verdampfen und dabei steigt der Wasserdampf durch die Öffnung in den Verdampfertopf, der mit Salzsteinen befüllt ist. Beim Ausspülen verteilt sich das Salz dann in der Sauna. Der Verdampfertopf sollte aus unbehandeltem, hochgebranntem Ton bestehen. Es ist also möglich, einen solchen Salzverdampfer in jeder Sauna nachträglich einzubauen.

Salzverdampfer für Verdampferofen

Auch für den Verdampferofen gibt es ein passendes Modell. Hierbei wird der Edelstahlaufsatz auf die Verdampfertasche aufgesetzt. Durch das Verdampfersystem des Saunaofens entsteht Dampf, der durch das Rohr in den Verdampfertopf aufsteigt. Beim Ausspülen der Salzsteine mit Wasserdampf wird ein Salzgehalt von etwa sieben Prozent in der Luft entstehen.

Salzsteine für die Sauna

Die gewöhnlichen Salzsteine sind etwa vier bis sechs Zentimeter groß und haben eine weißlich-orange Farbe. Diese eignen sich ideal für die meisten Salzverdampfer. Das Salz sollte von höchster Güte sein und außerdem Lebensmittelqualität aufweisen. Darüber hinaus wäre es optimal, wenn es wertvolle Spurenelemente enthält. Die Einsatzmöglichkeiten sind überaus vielfältig.

Wem solch ein einfacher Salzverdampfer nicht ausreicht, der könnte auch auf einen Verwirbler zurückgreifen. Man kann sich das vorstellen wie in einer Salzgrotte. Durch Düsen an der Wand wird das wichtige Salz in der ganzen Luft verwirbelt, sodass es sich nicht absetzen kann. Bei einem einfachen Salzverdampfer wird sich das Salz schnell wieder absetzen, sodass die Wirkung mit einem Verwirbler um ein Vielfaches erhöht ist.

Menthol-Kristalle

Menthol bietet einen minzig-frischen Geruch, der natürlicherweise in allen Pflanzen der Gattung Mentha vorkommt. In Pfefferminzblättern ist somit immer Menthol enthalten. Die Wirkung ist vor allem schmerzlindernd, kühlend und vermindert Juckreiz. In vielen Medikamenten ist dieses Monoterpen enthalten. In erster Linie dienen diese Medikamente bei Erkältungen, Sportverletzungen, Schnupfen und Hauterkrankungen. Auch beim Saunieren gewinnt Menthol immer größere Bedeutung. Gerade bei Erkältungen wird sich ein Sauna-Aufguss mit Menthol positiv auswirken.

Allgemeines zu Menthol-Kristallen

Menthol-Kristalle können einfach im Internet bestellt werden. Hier hat man eine große Auswahl und außerdem wird alles zu sehr moderaten Preisen angeboten. Der Aufguss ist auch ohne Wasser möglich: Hierzu werden ein bis vier Menthol-Kristalle benötigt.

Diese werden mit der Schöpfkelle auf die erhitzten Steine gelegt. Schon kann man ein Frische-Feuerwerk der ganz besonderen Art genießen. Die gesamte Kabine wird sich sogleich mit dem frischen und wohltuenden Mentholgeruch füllen.

Jetzt kann wirklich jeder tief durchatmen. Es ist natürlich auch möglich, den Geruch mit Wasseraufgüssen herbeizuzaubern. Somit kann der Duft lang anhaltend verstärkt werden. Es können obendrein ganz eigene Duftkreationen geschaffen werden, wenn eine geringe Menge an Menthol-Kristallen in den Sauna-Aufguss gegeben wird. Zu den Menthol-Kristallen passen viele andere Aufgussarten, jedoch muss individuell entschieden werden, da nicht jeder Mensch die gleichen Düfte bevorzugt.

Eigenschaften von Menthol-Kristallen

Menthol-Kristalle sind farblos bis weiß. Bis zu einer Temperatur von etwa 42° C sind die Kristalle fest und beginnen oberhalb dieser Temperatur mit dem Schmelzvorgang. Im Großen und Ganzen wird Menthol aus dem Öl der Minze extrahiert und durch „Ausfrieren" gewonnen. Ursprünglich stammt es aus China und Indien. Es wurde bislang vor allem eine erfrischende und antibakterielle Wirkung festgestellt. Die Haut wird gekühlt und die Lunge wohltuend verwöhnt. Die Menthol-Kristalle sollten stets trocken und kühl gelagert werden. Ein Aufbewahren direkt in der Sauna ist nicht sinnvoll.

Dosierung der Kristalle

Die Dosierung ergibt sich aus der Größe der Sauna. Je nach Kabine werden also in der Regel ein bis vier Kristalle ausreichen, um einen angenehmen Duft zu kreieren. Oft ist schon eine sehr geringe Menge ausreichend, um die gewünschte Wirkung zu erzielen. Augen und Atemwege können nämlich auch gereizt werden, wenn eine zu große Menge gewählt wird. 100 Gramm sollten daher für etwa 60 bis 80 Anwendungen ausreichen.

Sauna und Gesundheit

Die Sauna und das Saunabaden gibt es bereits seit langer Zeit. Verließen sich die Leute früher aber einfach auf ihr Gefühl, so wollen die Menschen heute einen Nachweis, ob die Sauna gut für ihre Gesundheit ist.

Untersuchungen zur Auswirkung der Sauna auf unsere Gesundheit hat man erst im 20. Jahrhundert durchgeführt. Dabei wurden die Auswirkungen auf Körper, Seele sowie auf das Allgemeinbefinden nach wissenschaftlichen Kriterien untersucht und aufgezeichnet.

Es liegen inzwischen sehr viele Berichte über die Wirkung der Sauna vor, und Sie können trotz teilweise differierender Meinungen davon ausgehen, dass die Sauna bzw. das Saunabaden einen positiven Einfluss auf Ihre Gesundheit ausübt. Zum einen werden durch den regelmäßigen Besuch der Sauna die Abwehrkräfte gestärkt, zum anderen hilft das Saunabaden bei der Reinigung und Entschlackung des Körpers und sorgt für eine bessere Durchblutung des Gewebes. Im Einzelfall oder bei einer Erkrankung (Bluthochdruck, Herzbeschwerden und dgl.) sollten Sie aber auf jeden Fall vorher den Arzt Ihres Vertrauens zurate ziehen.

Wirkung der Sauna

Heute können wir aufgrund von Forschungen glücklicherweise auf eine Fülle von Informationen und wissenschaftlich fundierten Berichten zurückgreifen, um die Wirkung der Sauna auf unseren Körper und auf unsere Seele besser zu verstehen.

Besonders in Österreich und Deutschland wurden sehr viele Untersuchungen durchgeführt und die Ergebnisse lassen eindeutig darauf schließen, dass die Sauna eine Wirkung auf Körper und Wohlbefinden hat. Es gibt zwar in Teilbereichen immer wieder Meinungsverschiedenheiten unter den Experten, aber auch unter Ärzten wird die Wirkung der Sauna inzwischen (weil wissenschaftlich erforscht) anerkannt.

Die Wirkung der Sauna hängt eng mit dem Funktionieren des menschlichen Wärmehaushalts zusammen. Der Körper versucht über die Wärmeregulierung, die Körperwärme (Körpertemperatur) konstant auf 37° C zu halten. Diese Temperatur ist für das Funktionieren bestimmter chemischer Vorgänge in unserem Körper notwendig. Falls die Temperatur absinkt, so versucht der Körper durch die Muskelbewegung beim Zittern wieder Wärme zu produzieren. Steigt hingegen die Körpertemperatur (beispielsweise durch zu hohe Umgebungstemperatur), versucht der Körper durch Verdunsten von Schweiß die Haut herunterzukühlen.

Hat man Fieber (also eine höhere Körpertemperatur als normal), so werden die Stoffwechselvorgänge beschleunigt und es werden mehr weiße Blutkörperchen (Leukozyten) erzeugt als bei Normaltemperatur. Der Körper versucht sich mit der höheren Temperatur selbst zu heilen.

In der Sauna werden nun die Umgebung und unser Körper erwärmt. Dadurch versucht der Körper einerseits sich wieder abzukühlen, indem wir zu schwitzen beginnen. Mit dem Schweiß verlieren wir Schadstoffe, wie beispielsweise Ammoniak oder Harnstoff. Auch überschüssiges Kochsalz wird mit dem Schweiß ausgeschieden, welches wir vermehrt über die Nahrung zu uns nehmen. Die Poren und die Haut werden auf natürliche Weise gereinigt. Andererseits steigt im Körper die Temperatur und wie beim Fieber wird der Stoffwechsel angeregt. Die Blutgefäße erweitern sich, es kommt zum Ansteigen der Herz- und der Atemfrequenz.

Wer aber glaubt, er könnte Bakterien abtöten, indem er in die Sauna geht, der irrt. Es hat sich gezeigt, dass dies nicht funktioniert. Wer krank ist, sollte nicht in die Sauna gehen!

Bei der Abkühlung

Bei der Abkühlung ziehen sich die Blutgefäße wieder zusammen, was diese trainiert. Die Körpertemperatur wird wieder auf normales Maß abgesenkt und der Kreislauf in Schwung gebracht. Das Immunsystem wird nachweislich durch die Sauna gestärkt. Aber nur der Wechsel von heiß und kalt sorgt für dieses Training. Die durch das Schwitzen verlorenen Elektrolyte sollten aber nach der Sauna wieder ausgeglichen werden. Trinken Sie daher nicht nur reines

Wasser nach der Sauna, sondern eher verdünnte Fruchtsäfte oder Ähnliches.

Sauna wirkt auf die Atemwege

Sauna wirkt positiv auf unsere Atemwege, weil durch die Wärme die Schleimhäute besser durchblutet werden. Die feuchte Luft tut den Bronchien gut und das Durchatmen fällt wegen der entspannten Muskeln leichter.

Abnehmen in der Sauna?

Abnehmen kann man in der Sauna nicht. Das geringere Gewicht auf der Waage nach dem Saunabad kommt nur durch das herausgeschwitzte Wasser zustande und sollte durch Nachtrinken ausgeglichen werden. Fett kann in der Sauna nicht herausgeschwitzt werden, obwohl man sehr oft etwas anderes hört.

Körpertemperatur in der Sauna

Mit dem Besuch einer Sauna setzt man sich, überzeichnet gesagt, freiwillig Extrembedingungen aus. In der Saunakammer entstehen immerhin Temperaturen bis zu 100° C. Beim Abkühlen im Winter im Freien herrschen Minusgrade. Selbst eine kalte Dusche oder ein Tauchbad können schnell einmal unter 10° C erreichen. Wie kann der Körper solche Extremtemperaturen überhaupt aushalten? Die Temperatur im Inneren des Körpers ist aber nicht die gleiche wie die Temperatur der Haut. Während sich die Haut in der Sauna sehr stark erhitzt und teilweise über 40° C erreicht, erwärmt sich das Innere des Körpers „nur" um ein bis zwei Grad.

Diese kurzfristige Erhöhung der Körpertemperatur ist aber einer der gewünschten Effekte beim Saunabaden. Durch diese Temperaturerhöhung beschleunigt sich der Stoffwechsel und wirkt ähnlich einem künstlichen Fieber.

Der Körper wird nun versuchen, der erhöhten Umgebungstemperatur entgegenzuwirken. Zum einen wird sich der Wärmetransport des Körpers umdrehen. Normalerweise ist die Innentemperatur des Körpers höher als die Umgebungstemperatur und der Körper gibt Wärme über die Haut ab. In der Sauna liegen die Umgebungstemperatur und auch die Hauttemperatur plötzlich über der gewohnten Temperatur. Daher wird Wärme ins Innere des Körpers abgegeben. Zum anderen wird der Körper anfangen, mehr oder weniger zu schwitzen, und über die Verdunstung des Schweißes auf der Haut versuchen, sich herunterzukühlen. Dieser zweite Vorgang ist in der Sauna offensichtlich zu sehen. Wenn die Verdunstung höher ist als die Schweißbildung, dann ist kein Schweiß auf der Haut zu sehen. Dies erklärt, warum manche Saunabesucher vermeintlich „nicht schwitzen".

Wie lange darf ein Saunagang dauern?

Manch einem kommt es wie eine Ewigkeit vor, bis die Aufheizphase vorüber ist und der ersehnte Aufguss durchgeführt wird. Anderen vergeht die Zeit viel zu schnell und sie würden lieber länger in der Sauna sitzen. Auch gibt es unterschiedliche Verweilzeiten für unterschiedliche Saunavarianten. In der klassischen Sauna, in der man im Regelfall eine Aufheizphase von ca. acht bis zwölf Minuten hat, ist die Verweildauer damit entsprechend kurz. Wohingegen im Dampfbad die Verweildauer nicht so streng reglementiert ist und Sie auch längere Zeit drinbleiben können.

Die Aufheizphase in der Sauna ist aber das Ziel des Saunabesuchs, da gerade sie die positive Wirkung des Saunabadens hervorruft. Wie lange man es in der Saunakammer aushält, ist eine Frage des Trainings und natürlich davon abhängig, auf welcher Bank und damit auf welcher Höhe Sie sitzen. In der Saunakammer herrschen Temperaturunterschiede von bis zu 60° C, je nachdem, ob Sie auf der obersten Bank oder auf der untersten sitzen.

Im Sinne Ihrer Gesundheit sollten Sie jedoch eher kurz und heiß schwitzen als lang und lauwarm. Es ist verträglicher für Ihr Herz und Ihren Kreislauf. Wählen Sie daher möglichst jene Bank aus, die Sie noch als erträglich empfinden. Dazu kommt noch, dass die Luftfeuchtigkeit in der Sauna mit der sich abkühlenden Luft nach unten fällt, und die Frischluft, welche unter dem Saunaofen zugeführt wird, sich erhitzt und nach oben steigt. Die Luftqualität wird auf oberen Bänken daher besser sein als auf den unteren.

Schwitzintensität in der Sauna

Wer schon einmal in der Sauna war, hat sicher folgendes Phänomen beobachten können: Manche Menschen schwitzen sehr stark in der Saunakammer, andere hingegen sitzen fast trocken da. Nun meint man, dass jene, die auf den oberen Bänken sitzen, mehr schwitzen müssten, da die Temperatur dort um fast 60° höher ist als auf den untersten Saunabänken. Aber das ist augenscheinlich nicht so, man könnte fast meinen, der Trend ist eher umgekehrt. Warum gibt es diese Unterschiede und wie erklärt sich dieses Phänomen? Manche Menschen neigen eben zu mehr Schweißbildung als andere, wie man auch beim Sport beobachten kann. Aber man kann das Schwitzen auch trainieren. Wenn Sie öfters in die Sauna gehen, dann werden Sie wahrscheinlich mit der Zeit auch mehr schwitzen. Weiters macht es auch einen großen Unterschied, ob man sich vor der Sauna aufgewärmt oder die Haut mit einer Saunabürste gebürstet hat. Nach einem warmen Fußbad, einer Trockenbürstung oder wenn man gut aufgewärmt und natürlich trocken in die Saunakammer geht, schwitzt man mehr. Wohingegen ein nasser Körper erst das Wasser verdunsten muss und dadurch die Haut abkühlt. Wer mit kalten Füßen in die Saunakammer geht, wird überhaupt einige Zeit benötigen, um sich aufzuwärmen.

Warum schwitzt aber die gleiche Person auf den unteren Bänken mehr als auf den oberen? Dem ist gar nicht so, es scheint nur so. Das liegt an der Kondensatbildung. Da es auf den unteren Bänken kühler ist als auf den oberen, schlägt sich die Luftfeuchtigkeit auf der Haut nieder und beschlägt. Wer schon einmal mit einer Brille aus der Kälte in ein warmes Zimmer gegangen ist, kennt diesen Effekt, welcher durch sogenanntes Niederschlagswasser eintritt. Auf den oberen Bänken ist es heißer und die Haut wird wärmer, daher wird der Schweiß auch schneller verdunstet. Wenn der Schweiß schneller verdunstet als er entsteht, dann kommt es zum Effekt der trockenen Haut, obwohl man trotzdem schwitzt.

Entspannung in der Sauna

„Es gibt drei Orte, an denen der Mensch ein Recht auf Ruhe hat. In der Kirche, in seinem Grab und natürlich in der Sauna" – altes finnisches Sprichwort.

Sie hatten einen anstrengenden und ereignisreichen Tag und Sie sind so aufgewühlt, dass Sie kaum zur Ruhe kommen können? Was gibt es nun Schöneres, als sich zwei Stunden Auszeit für Körper und Seele zu nehmen und sich wieder zu entspannen? Wo können Sie das besser als in der Sauna? Bei gedämpftem Licht und in aller Stille können Sie den vergangenen Tag Revue passieren lassen und das Erlebte verarbeiten. Die Wärme, welche rundherum auf Sie strahlt, lässt Ihren Körper und die beanspruchten Muskeln entspannen. Angenehme Düfte tun ihr Übriges, sodass Sie langsam Ihre Sorgen vergessen. Dabei sitzen Sie auf naturbelassenem Holz und genießen den sanften Wasserdampf eines Aufgusses auf Ihrem Körper.

Jedoch ist diese Entspannung nur ein Teil der Sauna. Nicht nur Ihre Gedanken, auch Ihr Körper wird gereinigt und Ihre Abwehrkräfte werden gestärkt. Ihr Kreislauf wird angeregt, der Körper scheidet Schadstoffe schneller aus, Ihre Muskeln werden gelockert. Ebenso wird eine im Abklingen begriffene Verkühlung schneller abgebaut, sowie Verschleimungen von Husten und/oder Schnupfen werden gelöst. (Beachten Sie aber, dass Ihre Erkältung auf jeden Fall bereits im Abklingen sein muss, andernfalls kann sie sich in der Sauna verschlimmern.)

Schönheit durch die Sauna

Nicht nur die Finnen wissen, dass „eine Frau nach der Sauna am schönsten aussieht", auch hierzulande ahnt man bereits seit einiger Zeit, dass etwas dran sein muss an diesem Mythos. Was aber ist das Geheimnis, welches unsere Haut und unseren Körper nach einem Saunabesuch jünger, frischer und gesünder aussehen lässt? Wie kommt man durch die Sauna zu mehr Schönheit?

Die Haut wird bei einem Saunabesuch porentief gereinigt. Durch das Vorreinigen, das Schwitzen und die Nachreinigung bleibt kein Rest an Schmutz mehr in Ihrer Haut. Ihre Haut wird aber auch sehr stark durchfeuchtet und die Durchblutung durch den Wechsel von heiß zu kalt angeregt. Dass die Entspannung Ihr Übriges tut, bleibt außer Frage. Manche behaupten, dass ein Saunabesuch mit mehreren Aufgüssen die Spezialbehandlung des Kosmetikers ersetzt.

Durch die bessere Durchblutung und die Durchfeuchtung der Haut werden Alterungsprozesse verlangsamt, was sich bei regelmäßigem Saunabesuch bezahlt macht. Aber nicht nur der physische Prozess lässt Sie jünger und frischer aussehen. Die totale Entspannung und die Gewissheit, seinem Körper und seiner Seele etwas Gutes getan zu haben, trägt ihr Übriges bei. Nicht zuletzt wird man auch Ihre gelockerten Muskeln und Ihre gelösten Verspannungen bei Ihrem Auftreten bemerken. Probieren Sie es aus!

Sauna und Entschlackung bzw. Stoffwechsel

Entschlacken in der Sauna (trinken oder nicht trinken, das ist hier die Frage).

In der Sauna heizen wir unseren Körper extrem auf und dies hat unter anderem eine Auswirkung auf die Tätigkeit unserer Schweißdrüsen. Bei einem Saunabesuch mit ca. drei Saunagängen verlieren Sie einen halben bis einen Liter Flüssigkeit. Der Flüssigkeitsverlust führt in weiterer Folge zu einer Verdickung Ihres Blutes, weil ihm das Wasser entzogen wird. Ein weiterer Nebeneffekt, der in dieser Folge auftritt, ist die verstärkte Aufnahme von Schadstoffen und Ausscheidungsstoffen, die mit dem Blut abtransportiert werden.

Was ist Entschlackung?

Manche sprechen hier vom Prozess der Entschlackung. Dabei ist der Begriff Entschlackung in diesem Zusammenhang nicht ganz richtig und sorgt für Missverständnisse. Denn Schlacke ist eigentlich ein Rückstand aus einem Verbrennungsprozess, der so aber in unserem Körper gar nicht gebildet wird. Es bleibt daher fraglich, welche Stoffe denn eigentlich diese Schlacken im Körper sind, von denen vorwiegend in der Alternativmedizin gesprochen wird. Darum spreche ich lieber von Schadstoffen.

Viele meinen, Schadstoffe werden einfach herausgeschwitzt. Da aber der Schweiß nur zu ein Prozent aus „Schadstoffen", wie Kalium, Kochsalz oder Harnstoff besteht, verlieren Sie mit dem Schweiß eben hauptsächlich Wasser. Da aber das dickflüssigere Blut mehr Schadstoffe aufnimmt, können die Nieren auch mehr Schadstoffe ausfiltern und über den Urin ausscheiden. Der Urin wiederum kann aber nicht unbegrenzt Schadstoffe aufnehmen. Es ist daher wichtig, dem Körper auch wieder Wasser zuzuführen. Ob und wie viel Sie jetzt während der Sauna trinken sollen, bleibt meines Wissens eine nicht geklärte Frage.

Trinken während der Sauna?

Dagegen spricht, dass Flüssigkeit, die während des Saunabadens aufgenommen wird, sofort wieder zur Schweißbildung herangezogen wird. Skeptiker behaupten, dass der Körper nur richtig entgiftet werden kann, wenn Sie zwischen den Saunagängen nichts trinken.

Dafür spricht, dass es unbedingt vermieden werden soll, den Körper auszutrocknen. Nur wenn der Körper ausreichend Flüssigkeit zur Verfügung hat, können Beschwerden verhindert werden und die Nieren mit der Flüssigkeit auch die Schadstoffe aus dem Blut filtern.

Trinken vor und nach der Sauna

Ich empfehle, dies nicht zur Wissenschaft zu machen und auf Ihren Körper zu hören. Haben Sie während den Saunagängen Durst, dann trinken Sie. Durst ist bei einem gesunden Menschen immer ein Alarmsignal, dass bereits Wassermangel besteht. Falls Sie keinen Durst während der Sauna verspüren, trinken Sie auf jeden Fall vor der Sauna und nachher entsprechend viel. Mit vollem Wasserspeicher sind Sie auch für mehrere Saunagänge gut gerüstet und brauchen keine Angst vor Beschwerden (wie Übelkeit, Schwindel oder Kreislaufprobleme) zu haben. Vermehrte Flüssigkeitszufuhr vor und nach der Sauna erhöht auf jeden Fall den Entgiftungseffekt Ihres Körpers.

Atmung in der Sauna

Wenn Sie den Puls in der Sauna fühlen, merken Sie, dass dieser hier merklich beschleunigt ist. Erstaunlicherweise bemerkt man aber diesen Effekt bei der Atmung nicht. Die Atemfrequenz steigert sich bei den meisten Menschen nicht in der Sauna. Bei den wenigen Ausnahmen kann man auch nur eine Steigerung von ca. 16-mal in der Minute auf 17- oder maximal 18-mal pro Minute bemerken. Es ist also so, dass sich die Atmung in der Sauna kaum merklich beschleunigt. Wie sieht es aber nun mit der Tiefe der Atemzüge aus? Diese verändert sich nicht. Das heißt, es wird die gleiche Menge Luft in unsere Lungen geatmet wie auch außerhalb der Sauna. Das scheint verwunderlich, da die Luft in der Sauna dünner ist (Luft dehnt sich in der Hitze aus und beinhaltet weniger Sauerstoff), jedoch benötigt der Körper infolge der Muskelentspannung in der Sauna weniger Sauerstoff als außerhalb.

Der Saunabesuch wirkt sich aber sehr positiv auf das Fassungsvermögen der Lunge aus. Die muskelentspannende Wirkung der Sauna wirkt auch auf die Rumpfmuskulatur und das Bindegewebe. Es wird daher so sein, dass Sie in der Sauna einfacher durchatmen können. Die Befürchtung, dass Sie aufgrund der großen Hitze schlechter atmen können, erweist sich also als unbegründet. Des Weiteren hat die Sauna einen äußerst positiven Effekt auf Ihre Schleimhäute, die einerseits aufgrund der großen Hitze eine besondere Schutzschicht gegen Bakterien und Krankheitserreger bilden, und andererseits durch die hohe Luftfeuchtigkeit gut durchfeuchtet werden.

Mit Erkältung in die Sauna

Sie fühlen sich müde und abgeschlagen, Ihre Nase rinnt und Ihre Glieder schmerzen. Eine Erkältung oder ein anderer grippaler Infekt ist im Anmarsch. Während die meisten nun daran denken, sich ins Bett zu legen, gibt es immer wieder den Vorschlag und die Meinung, doch einfach in die Sauna zu gehen und die beginnende Erkältung einfach auszuschwitzen. Hat man erst alle Viren herausgeschwitzt, käme die Besserung von selbst, so der Glaube. Aber funktioniert das? Jeder, der diesen Rat schon einmal befolgt hat oder selbst auf diese „grandiose" Idee gekommen ist, weiß die Antwort: Nein, es funktioniert nicht, der Saunabesuch verschlimmert die Beschwerden nur und lässt eine beginnende Erkältung erst so richtig ausbrechen.

So gut und verlockend Ihnen die Idee auch erscheinen mag, versuchen Sie es lieber nicht. Der Saunabesuch bedeutet in diesem Fall für Ihren Körper großen Stress und eine außergewöhnliche Belastung. Je nach Fortschritt Ihrer Erkältung werden Sie rasch große Probleme mit Ihrem Kreislauf bekommen, und auch nach dem Verlassen der Saunakabine schnell sehr stark frösteln. Eine Erkältung, welche langsam im Anmarsch war, schlägt nun unbarmherzig zu. Viele Viren lieben auch Wärme und können sich daher in der Hitze der Sauna sehr schnell und bequem vermehren. Eine beginnende Krankheit kann so richtig ausbrechen und mit voller Wucht zuschlagen.

Verzichten Sie Ihrer Gesundheit zuliebe in diesem Fall auf den Saunabesuch und schwitzen Sie lieber im Bett, bis die Erkältung vorüber ist. Wenn Ihnen nach Wärme ist, dann nehmen Sie ein Fußbad und gehen Sie dann wieder ins Bett, um dort weiterzuschwitzen. Die verlorene Flüssigkeit sollten Sie auf jeden Fall mit Wasser oder Tee ausgleichen.

Wenn die Beschwerden bereits abgeklungen und Sie auf dem Weg der Besserung sind, können Sie wieder in die Sauna gehen. Erfahrene Saunageher wissen, wann Sie wieder so weit sind. Warten Sie aber lieber etwas länger, als einen Rückfall Ihrer Erkrankung zu riskieren und fragen Sie im Zweifelsfall Ihren Arzt. Ist die Krankheit aber abgeklungen, dann wird Ihnen die Sauna auf dem Weg der Genesung helfen. Und als Gesunder hilft Ihnen die Sauna sowieso, Abwehrkräfte aufzubauen und den Körper zu stärken.

Zeit in der Sauna

Eines gleich vorweg: Nehmen Sie sich lieber mehr Zeit für Ihren Saunabesuch als zu wenig. Sauna und Stress vertragen sich überhaupt nicht, schließlich wollen Sie sich in der Sauna entspannen.

Aber nun eine etwas ausführlichere Rechnung. Für einen Saunagang in der Schwitzkabine benötigen Sie bei der klassischen Sauna 15 Minuten inklusive Aufguss. Zur Abkühlung und zum Ausrasten sollten Sie als Minimum die gleiche Zeit einplanen. Das ergibt in Summe 30 Minuten. Bei der empfohlenen Menge von drei Saunagängen kommen Sie daher auf eine Zeit von eineinhalb Stunden. Dazu kommt die Zeit für das Umkleiden und Vorreinigen von ca. einer halben Stunde, und die Zeit für das Ankleiden und die Pflege nach der Sauna von ca. einer halben Stunde. Ergibt in Summe zweieinhalb Stunden Zeit, die Sie sich mindestens nehmen sollten.

Wenn Sie andere Sauna-Arten besuchen, die einen längeren Aufenthalt vorsehen (es gibt beispielsweise auch sogenannte finnische Saunen mit der Dauer von einer halben Stunde), sind die Ruhe und Abkühlphase dementsprechend länger zu kalkulieren.

Nun mag es auch Hartgesottene geben, welche mehr als drei Saunagänge machen oder keine Abkühlphase einplanen. Auf dies werde ich aber hier nicht eingehen. Jeder weiß selbst am besten, was er machen will und was nicht, und meine Empfehlung ist wie oben beschrieben.

Bei der Abschätzung des Zeitaufwandes vergessen Sie bitte nicht, dass die Sauna vor dem Betreten bei geschlossener Tür so weit aufgeheizt werden soll, dass ein angenehmes Saunaklima entsteht. Die Holzwände, die Bänke und die Decke sollten gleichmäßig warm sein und eine angenehme Wärme abstrahlen. Erst dann ist die Sauna zu betreten. Rechnen Sie für diesen Aufheizvorgang mindestens eine halbe Stunde (je nach Größe der Saunakammer und je nach Stärke des Saunaofens) ein.

Abnehmen durch Sauna möglich?

Wie bereits weiter oben beschrieben, möchten manche in der Sauna abnehmen. Die ideale Methode – oder einfach nur ein hartnäckiges Gerücht und der Wunschtraum vieler Übergewichtiger? Wer schon einmal in der Sauna war, weiß, dass die Waage nach der Sauna einiges weniger anzeigt als vor der Sauna. Klar, der Großteil muss Wasser sein, aber könnte nicht doch auch etwas Fett dabei sein? Schließlich hat Fett einen sehr niedrigen Schmelzpunkt.

Wenn Sie sich den Schmelzpunkt von Fett ansehen (er beginnt Beispielsweise für Butter bei ca. 4° C und beträgt für Speck ca. 53° C), dann könnte theoretisch in der Saunakammer bei 80° C durchaus auch etwas Körperfett mitschmelzen. Dieser Umstand hat bereits viele nachdenklich gemacht und deshalb wurden bereits sehr viele Tests durchgeführt, bei denen vor dem Schwitzen der Wasserhaushalt, der Fettanteil im Körper und das Gewicht gemessen wurde.

Die gleichen Messungen wurden auch nach dem Schwitzvorgang durchgeführt und dann verglichen. Wenn Sie eine Waage haben, die auch den Körperfettanteil misst, können Sie das Experiment einfach überprüfen. Das Ergebnis ist ernüchternd. Wir verlieren in der Sauna nur Wasser. Das Körperfett bleibt in den Zellen gespeichert und schmilzt daher nicht. Folglich ist ein Abnehmen durch Sauna nicht möglich. Sie können lediglich beim Abnehmen Ihrem Körper durch die Sauna helfen und ihn unterstützen, da die Entgiftung in der Sauna gut für Sie ist.

Sauna und Abnehmen passen daher gut zusammen, da der Schwitzvorgang Ihrem Körper guttut, aber alleine durch den Saunagang nimmt leider niemand ab. Das wäre zu einfach. Im Gegenteil: Achten Sie unbedingt darauf, dass Sie Ihrem Körper das verlorene Wasser wieder zuführen, um Probleme mit dem Kreislauf zu vermeiden.

Wenn Sie sich daher schon auf die Waage stellen, um die Differenz vor und nach dem Saunagang zu messen, dann nutzen Sie diese Information, um mindestens die Differenz nachzutrinken.

Abnehmen in der Sauna ist daher ein Mythos!

Juckreiz lindern durch Saunabesuch

Diese Frage wird immer wieder gestellt, aber die Antworten darauf fallen sehr unterschiedlich aus. Offensichtlich hilft der Saunabesuch einigen Menschen, aber bei anderen verschlechtert sich das Krankheitsbild. Die Haut wird in der Sauna gereinigt und befeuchtet, was bei manchen Hautproblemen durchaus lindernd wirken kann, aber die Haut wird bei einem Saunagang auch gereizt und ist einem gewissen Stress ausgesetzt. Daher sind Hautrötungen und Hautreizungen durchaus möglich. Aber eines gleich mal vorweg: Bevor Sie sich auf irgendwelche Experimente einlassen und einen Selbstversuch starten, konsultieren Sie bitte Ihren Arzt und fragen Sie ihn, ob es in Ihrem Fall günstig ist, die Sauna zu besuchen.

Nur der Arzt kennt Ihren Fall und kann daher beurteilen, ob sich Vorteile oder Nachteile durch den Saunabesuch ergeben. Ist der Arzt befragt und hat dieser sein Okay gegeben, können Sie darangehen herauszufinden, ob bzw. welche Art von Sauna Ihnen guttut. Meist wird es aber eher die mildere Sauna oder Dampfkammer mit wenig Temperatur und hoher Luftfeuchtigkeit sein, die Ihnen eine Linderung von Juckreiz und Rötung verspricht. Hohe Temperatur und wenig Luftfeuchte trocknen die Haut im Normalfall aus. Versuchen Sie es und testen Sie, ob die Haut durch die Wasseranwendung sehr trocken wird. In diesem Fall können Sie mit einer Creme nachhelfen und den Flüssigkeitsverlust der Haut etwas ausgleichen. Es ist auch meist besser, wenn Sie auf zu viel Wasseranwendung verzichten. Ein Tipp: Nach der Sauna einfach kurz abspülen und den Massagestrahl bei der Dusche vermeiden.

So berichten Neurodermitis-Patienten durchwegs von einer Linderung ihrer Leiden durch die Sauna, und auch Ärzte empfehlen größtenteils die Anwendung der Sauna in diesen Fällen. Ähnlich ist es auch für Patienten mit Akne und/oder einer Allergie. Auch wenn kurzfristig die Haut eher etwas gestresst und gerötet aussieht, hilft die Sauna der Haut, den überschüssigen Talg loszuwerden und entspricht eher einer Pflege der Haut.

Bei einem akuten Befall von Sonnenallergie oder Nesselsucht jedoch wird die Sauna meist nicht helfen, sondern durch die zusätzliche

Belastung der Haut diese nur noch verschlimmern. Vermeiden Sie in diesem Fall Stress, auch wenn es nur Stress für die Haut durch Hitze und Wärme ist.

Mit Bluthochdruck in die Sauna

Es kann hier weder grundsätzlich zu- noch abgeraten werden. Wenn Sie mit Bluthochdruck die Sauna genießen möchten, sollten Sie auf jeden Fall Rücksprache mit Ihrem Arzt halten.

Bluthochdruck stellt eine enorme Belastung für die Blutgefäße dar. Er begünstigt Herzinfarkte, Schlaganfälle oder Organschädigungen. In der Sauna erweitern sich die Blutgefäße, der Druck sinkt. Bei der Abkühlung nach dem Saunagang ziehen sich die Blutgefäße wieder zusammen, was zum Ansteigen des Druckes führt. Daher sollten Sie nach dem Saunieren langsam abkühlen und nicht mit extremen Temperaturreizen arbeiten. Duschen Sie lauwarm statt richtig kalt und vergessen Sie bitte das empfohlene warme Fußbad nicht. Sie finden in jeder Sauna wichtige Hinweise auf das richtige Saunieren. Diese sollten unbedingt beachtet werden.

Sauna kann sich regulierend auf den Blutdruck auswirken. Jedoch ist der Erfolg nicht dauerhaft. Mit Bluthochdruck die Sauna zu besuchen kann also, je nach ärztlichem Rat, bei der Regulierung des Drucks hilfreich sein. Wichtig ist hier, auf Ihr Befinden zu achten. Wenn Sie sich nicht wohlfühlen, ist dies ein klarer Hinweis, dass es Ihnen nicht guttut. In einem solchen Fall sollten Sie lieber verzichten. Wie entsteht Bluthochdruck? Es sind einige Erkrankungen bekannt, bei denen Bluthochdruck mit auftritt, darunter etwa Diabetes. Warum manche Menschen spontan, also ohne Erkrankungen, an Bluthochdruck leiden, ist bisher noch nicht geklärt. Es scheint aber eine genetische Veranlagung zu geben. Wenn in Ihrer Familie Fälle bekannt sind, ist es sicher sinnvoll, auf Ihren Blutdruck zu achten. Auch mit zunehmendem Alter steigt bei vielen Menschen der Blutdruck an. Der Grund ist, dass es altersbedingt zu Gefäßverengungen kommen kann, etwa weil die Blutgefäße nicht mehr so elastisch sind. Die Durchflussmenge bleibt gleich, also steigt der Druck. Natürlich schließt Bluthochdruck den Besuch der Sauna nicht zwingend aus. In jeder guten Einrichtung finden Sie verschiedene Bankhöhen, an denen die Hitze unterschiedlich hoch ist. Fangen Sie unten an und halten Sie die ersten Intervalle eher kurz. Je nach Ihrem Befinden und Ihren Vorlieben können Sie die Temperatur oder die Dauer langsam steigern. In manchen Wellnessbereichen gibt es auch Sanarien, das sind sozusagen etwas kühlere Saunen. Als Einstieg wäre ein solches Angebot auch zu überlegen. Hier sind die Temperaturreize nicht so intensiv und Sie können erproben, wie Ihr Körper auf die thermische Stimulation reagiert. Manchmal scheint es regelrechte Wettbewerbe zu geben unter Saunagängern, wer mehr Hitze länger aushält. Mit Bluthochdruck ist es gefährlich, sich hier falschem Ehrgeiz hinzugeben. Ihr Körper lässt Sie wissen, was guttut und förderlich ist und wann die Belastungsgrenze erreicht ist.

Massage und Sauna kombinieren

Was eine Massage ist, braucht an dieser Stelle wohl nicht sonderlich ausführlich erklärt zu werden, da sicher jeder eine Massage kennt. Auch dass eine Massage sich gut auf unseren Körper und auf unser Wohlbefinden auswirkt, bleibt unumstritten. Besonders bei Verspannungen, wie sie bei „sitzenden Berufen" oder nach schwerer körperlicher Anstrengung auftreten, werden durch eine Massage gelöst. Die Muskeln werden gelockert und das Gewebe wird gut durchblutet.

Bleibt die Frage, ob die Massage gut zur Sauna passt. Ich bin der Meinung, dass sie hervorragend zur Sauna passt, da Sie sich bereits beim Saunabaden sehr gut entspannen können. Eine Massage hilft Ihnen noch mehr, sich zu entspannen. Ich empfehle Ihnen aber, die Massage erst nach dem Saunagang zu nehmen, da durch die Sauna die Muskeln bereits sehr gut durchgewärmt werden. Es gelingt dem Masseur nun besonders gut, Ihre verspannten Muskeln zu lockern und er kann tiefer in Ihre Muskeln hineinarbeiten.

Auch die Frage, ob die Massage nackt erfolgen soll, wird immer wieder an mich herangetragen. Es gibt hier keine generelle Regel. Wenn Sie sich wohlfühlen und auch der Masseur nichts einzuwenden hat, dann spricht nichts dagegen, sich nackt massieren zu lassen. Sprechen Sie vor Beginn einfach Ihren Masseur darauf an.

Ansonsten lassen Sie sich den Intimbereich mit einem Handtuch abdecken. Das stört einen ausgebildeten Masseur nicht einmal bei einer Ganzkörpermassage. Falls doch, suchen Sie sich bitte einen anderen Masseur.

Sauna: Essen und trinken

Wenn Sie einen Saunagang planen, sollten Sie an diesem Tag eher leichte Kost bevorzugen. Unmittelbar nach dem Essen in die Sauna zu gehen, ist nicht empfehlenswert, da der Körper noch mit der Verdauung beschäftigt ist. Besser ist es, etwa eine Stunde zu warten. Essen und trinken beim Besuch der Sauna ist erst nach dem letzten Saunagang ratsam. Dann sollte reichlich getrunken werden, um den Flüssigkeitsverlust wieder auszugleichen. Verzichten Sie dabei bitte auf Alkohol und Kaffee, da Alkohol und auch Koffein stärker wirken als sonst. Auch nehmen beide Stoffe Einfluss auf die Blutgefäße, was nach dem Saunieren den Effekt einschränkt.

Achten Sie in der Zeit vor dem Saunabesuch auf reichlich Flüssigkeitszufuhr, damit der Körper genügend Wasser hat zum Lösen von Giftstoffen und zum Schwitzen. Essen Sie vor der Sauna ausreichend Vitamine und Mineralstoffe, da gerade Letztere mit dem Schweiß abgegeben werden.

Auf sehr fettreiche und deftige Speisen sollte am Saunatag verzichtet werden. Sicher kennen Sie das Phänomen, dass sehr gehaltvolle Speisen nach dem Genuss ermüden. Die Organe werden stark mit Blut versorgt, damit die Verdauungsarbeit geleistet werden kann. Danach auch noch in die Sauna zu gehen, würde den Körper zu sehr belasten und es besteht die Gefahr von Kreislauf-Irritationen. Wenn Sie nach dem letzten Saunadurchgang essen und trinken, sollte zunächst ebenfalls auf gehaltvolle Kost verzichtet werden. Vielleicht bemerken Sie ein Verlangen nach würzigen oder salzigen Speisen. Dies ist normal, da der Körper seinen Mineralstoffhaushalt wieder auffüllen muss. Salate oder auch Laugengebäck sind hier gut geeignet. Auch alkoholfreies Bier bietet sich an, vor allem Weizenbier wegen seines hohen Gehaltes an Spurenelementen, Enzymen und Mineralstoffen. Die Speisen- und Getränkekarten von Saunabetreibern, die auch ein Bistro haben, sollten auf die Bedürfnisse des Körpers nach dem Saunagang ausgerichtet sein. Je nach Müdigkeit haben Sie vielleicht nicht den Wunsch nach Essen und Trinken in der Sauna. Dennoch sollten Sie trinken, damit Ihre Kreislauffunktionen nicht durch den Flüssigkeitsverlust beeinträchtigt werden. Auch vermeiden Sie so Kopfschmerzen oder Übelkeit, die durch zu wenig Flüssigkeit im Körper ausgelöst werden können. So wird der Saunagang ein belebendes Erlebnis, welches ohne unerfreuliche Nebenwirkungen Ihrer Gesundheit förderlich ist. Nachdem Sie ausgeruht haben, werden Sie sich erfrischt und verjüngt fühlen.

Hilft Sauna gegen Cellulite?

Viele Frauen und auch einige Männer kennen die unschönen Dellen an Beinen, Bauch und Po in mehr oder minder ausgeprägtem Maß. Cellulite wird ausgelöst durch eine Schwäche des Bindegewebes in der Haut. Wassereinlagerungen und auch Fettzellen können vom Bindegewebe nicht mehr nach unten gedrückt werden und so entsteht das als „Orangenhaut" bekannte Bild.

Diese Bindegewebsschwäche ist nicht gesundheitsgefährdend, sondern eine ästhetische Frage. Darüber hinaus entsteht sie meist durch Veranlagung. Hier liegt auch der Grund, warum das Erscheinungsbild sicher gebessert, aber Cellulite an sich nicht zum Verschwinden gebracht werden kann. Hilfreich ist es, den Abtransport von Wassereinlagerungen und auch Fettdepots zu unterstützen. Hier wird Sauna und Cellulite zur wirksamen Kombination, da durch die Anregung des Stoffwechsels genau dieser Effekt erzielt wird. Die vermehrte Durchblutung des Gewebes kann zur Straffung und Verjüngung führen, das Hautbild wird glatter. Auch regelmäßiger Sport und sanfte Massagen unterstützen und festigen das Bindegewebe.

Wenn Sie sich wohlfühlen in Ihrer Haut, werden Sie kleine Mängel wesentlich gelassener sehen, als wenn Sie sich unwohl fühlen. Sauna, Massagen und Sport sind wertvolle Beiträge zu Ihrem Wohlbefinden. Der Kreislauf wird angeregt, ebenso der Stoffwechsel, Sie fühlen sich vitaler, fitter und ausgeglichener. Auch wenn sich Sauna und Cellulite nicht so auswirken, wie Sie sich das wünschen, die Cellulite also nicht gleich verschwindet, wird sich Ihr Wohlbefinden steigern. Einen wichtigen Effekt auf die Frage, wie Sie auf andere wirken, haben Ihre Ausstrahlung und Ihre Haltung zu sich selbst. Der äußerlich vollkommenste Mensch wird nicht attraktiv wirken, wenn er oder sie sich nicht wohlfühlt mit sich selbst. Das Umgekehrte gilt ebenso. Mit der Steigerung Ihres Wohlbefindens steigt auch Ihre Attraktivität. Dass Sie obendrein auch noch Ihrer Gesundheit etwas Gutes tun, macht den Gewinn an Lebensqualität perfekt.

So bringt Sauna neben der Verbesserung des Hautbildes viele zusätzliche angenehme Effekte. Wenn Sie den Erfolg des Saunaganges perfektionieren möchten, verwöhnen Sie sich nach dem Guss mit einer sanften Bürstenmassage. So unterstützen Sie den Abtransport von Ablagerungen unter der Haut aufs Wirksamste. Zusätzlich verlieren Sie vermutlich durch die Anregung des Stoffwechsels das eine oder andere überflüssige Pfündchen, ohne dass Sie Diät halten oder gar hungern müssen. Achten Sie darauf, viel zu trinken, damit Ihr Körper die optimalen Voraussetzungen hat, auszuschwemmen, was durch Sauna und Massage gelöst wurde. Dass Ihnen ein solches Schönheitsprogramm die nötige Zeit zum Entspannen und Erholen bietet, sollte auch nicht unterschätzt werden. So kann die regelmäßige Sauna für Sie zum Jungbrunnen werden.

Ernährung vor dem Saunabesuch

Saunieren liegt nicht nur im Trend, sondern ist auch noch gesund. Es ist weithin bekannt, dass der regelmäßige Gang in die Sauna das Immunsystem stärkt und somit vor drohenden Erkältungen schützt. Zudem werden Herz und Kreislauf trainiert, und Saunabäder sind sehr gut für die Haut. Aber selbst dabei sollte man bestimmte Dinge beachten. Ein Saunabesuch muss gut vorbereitet werden.

Ein Grund, der viele Menschen in die Sauna treibt, ist die Entgiftung. Über das Schwitzen in der Sauna wird dem Gewebe im Körper Wasser entzogen. Dieser Effekt tritt allerdings nur dann ein, wenn Sie während des Saunierens nichts trinken. Führen Sie Ihrem Körper während des Saunagangs Flüssigkeit zu, zieht sich der

Körper das Wasser aus dem Magen und nicht aus dem Gewebe. Eine Entgiftung würde so nicht eintreten. Nach dem Saunieren sollten Sie dann aber viel trinken, um dem Körper wieder genügend Flüssigkeit zuzuführen. Die oberste Regel hierbei: Trinken Sie keinen Alkohol oder Kaffee, sondern Wasser und Fruchtsäfte!

Der Saunabesuch an sich ist bereits sehr gesund. Aber wenn Sie das Saunieren noch mit einer gesunden Ernährung verbinden, steht Ihrem Wohlbefinden gar nichts mehr im Wege. Vor dem Saunagang sollten Sie nur etwas Leichtes wie Salat, etwas Obst oder Gemüse essen. Alle schweren, fleischhaltigen Speisen sollten Sie vor dem Besuch der Sauna meiden, da diese den Magen-Darm-Trakt belasten, was in Verbindung mit der großen Hitze zu Kreislaufstörungen führen kann.

Umso wichtiger ist es allerdings, dass Sie sich, nachdem Sie sich wieder abgekühlt haben, ordentlich stärken. Das Gericht sollte nahrhaft sein, damit Sie Ihrem Körper wieder neue Energie zuführen können. Aber nach so einem entspannten Saunagang sollten Sie sich nicht wieder an den Herd stellen und somit den Erholungseffekt gleich wieder zunichtemachen. Außerdem ist es empfehlenswert, nach der Sauna mindestens 20 Minuten zu ruhen.

Wenn Sie ganzjährig regelmäßig saunieren, werden Sie definitiv eine Verbesserung Ihres Wohlbefindens feststellen. Mögliche Hautunreinheiten werden sich in Luft auflösen und Ihr Stoffwechsel wird angeregt werden. Ihre allgemeine Leitungsfähigkeit wird sich steigern und im Allgemeinen werden Sie sich entspannter und ausgeruhter fühlen. Tun Sie sich und Ihrem Körper mit regelmäßigen Saunagängen etwas Gutes – Ihr Körper wird es Ihnen danken!

Wie oft darf/soll ich in die Sauna?

Sauna ist gesund, keine Frage. Aber alles was gesund ist, kann auch ins Negative kippen, wenn Sie es übertreiben. Daher will ich mich der oft gestellten Frage zuwenden: Wie oft darf/soll ich in die Sauna gehen?

Wer in die Sauna geht und ordentlich schwitzt, der tut etwas für seine Gesundheit. Zumindest, wenn er sich auch nachher ordentlich abkühlt. Die entspannende und wohltuende Wirkung habe ich bereits auf meiner Webseite, dem Sauna-Portal, beschrieben. Auch die Abwehrkräfte des Körpers werden gesteigert und der Kreislauf angeregt. Der Körper und vor allem die Haut sind besser durchblutet. Die Wirkung der Sauna hält aber nicht unbegrenzt an. Wie Studien gezeigt haben, kann man davon ausgehen, dass die Wirkung des Saunabadens ca. eine Woche andauert. Aufgrund dieses Wissens empfehle ich daher grundsätzlich einen Besuch pro Woche. Bleibt die Frage, wie oft sollten Sie einen Schwitzgang pro Saunabesuch machen, also wie oft in die Saunakabine und wie lange?

Hier gilt der Richtwert drei Saunagänge pro Saunabesuch. Dieser Wert ist aber nicht starr zu sehen, sondern eben nur ein Richtwert. Hören Sie auf Ihren Körper, er wird Ihnen sagen, wie viele Saunagänge genug sind. Je nach Verfassung können schon zwei zu viel für Ihren Kreislauf sein, oder aber auch fünf Saunagänge ohne Probleme machbar sein.

Wie oben bereits erklärt, ist ein Saunabesuch pro Woche mit jeweils ca. drei Saunagängen zu empfehlen. Was aber, wenn Sie öfter gehen möchten? Ist das ratsam, ist das besser? Da der Schwitzgang den Körper nicht nur stärkt, sondern doch auch belastend für Körper und Kreislauf ist, werden zu viele Schwitzgänge stark ermüdend wirken. Es ist auch in der Regel keine Steigerung der positiven Wirkung zu sehen, wenn Sie die Anzahl der Saunagänge über das oben genannte Maß steigern. Sie können aber die drei Saunagänge getrost auf drei Tage verteilen. Oft sieht man auch Besucher einer Therme, die fünfmal oder öfter in die Saunakabine gehen, um den Thermenbesuch optimal auszunützen. Dies wird jetzt nicht unbedingt schädlich für den Körper sein, aber auch keinen Zusatznutzen im Hinblick auf die Gesundheit bringen. Wer es daher wie ein echter Finne machen möchte und jeden Tag die Sauna besuchen will (ein Finne macht aber dabei nur einen Schwitzgang), kann das ruhig auch so machen. Es wird aber eventuell anstrengend für den Körper werden und keinen zusätzlichen Nutzen bringen.

Unterschätzen Sie auch nicht den Zeitbedarf, den Sie für das Saunabaden aufbringen müssen und hören Sie einfach auf Ihren Körper.

Saunafragen

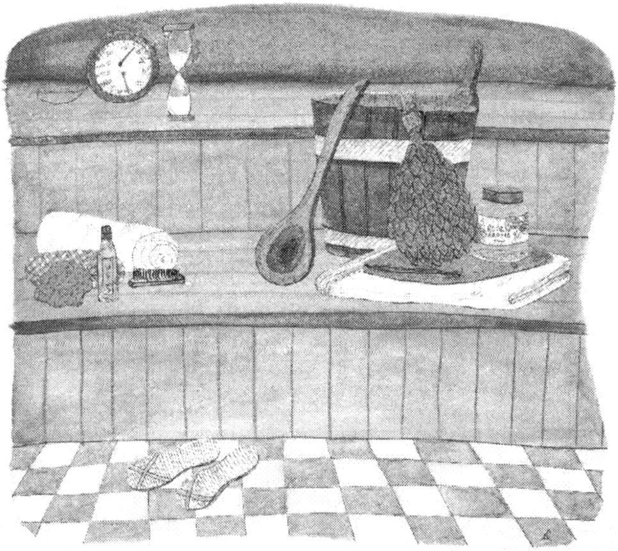

Im zweiten Teil des Buches behandle ich Fragen, welche in den letzten Jahren immer wieder auf meiner Webseite, dem Sauna-Portal, an meine Redakteure und mich gestellt wurden.

Nackt in der Sauna

Nackt in der Sauna? Option oder Pflicht?

Nackt in der Sauna oder nicht, ist offenbar die wichtigste Frage, die einen Saunaneuling beschäftigt, wenn er sich entschließt, das Saunabaden auszuprobieren. Weniger wichtig sind ihm Informationen über die Temperatur, die Zeitdauer, die man in der Sauna verbringt oder der gesundheitliche Aspekt.

Erfahrene Saunabesucher reagieren meist etwas befremdlich auf diese Frage, ob Sie nackt in die Sauna gehen sollen, weil ihnen der Saunabesuch bereits so selbstverständlich geworden ist.

Ein Hinweis vorweg: Wer anfangs eine Scheu davor hat, sich nackt oder fast nackt in eine Sauna zu setzen, der sollte sich für den ersten Besuch keine gemischte Sauna aussuchen. Das macht die Sache gleich viel einfacher.

Ich gehe hier in diesem Artikel von einer öffentlichen Sauna aus, es wird aber in Fitness-Clubs oder Hotels so ähnlich, wenn nicht gar gleich sein.

Sie betreten den Saunabereich fast immer über einen Umkleideraum mit Schränken und/oder Kästchen, die versperrbar sind. In diesem Umkleideraum sind immer auch Umkleidekabinen, in denen man sich vor fremden Blicken beim Ausziehen oder Anziehen schützen kann. Sehr oft sieht man auch, dass erfahrene Saunageher diese Umkleidekabinen gar nicht mehr benutzen, sie haben sich so an das Ausziehen und Anziehen gewöhnt, dass sie das gleich im Umkleideraum machen.

Als Saunaneuling benutzen Sie diese Kabine, ziehen Ihre Kleidung aus und schlagen sich ein großes Handtuch um Ihre Hüften. Für diesen Zweck brauchen Sie ein ausreichend großes Tuch. Fragen Sie im Fachhandel nach einem Saunahandtuch. Es gibt zu diesem Zweck auch Handtücher mit Klettverschluss, die besser an den Hüften halten und nicht so leicht herunterrutschen. Damen verwenden ein breiteres Handtuch und wickeln es sich dementsprechend höher um den Körper. Derart „geschützt" verlassen Sie nun die Umkleidekabine, sperren Ihre Wertsachen und Ihre Kleidung in einen der Schränke und gehen weiter in den Bereich für die Vorreinigung.

Im Bereich für die Vorreinigung des Körpers gibt es immer voneinander abgetrennte Duschkabinen. Öfters sieht man, dass diese Duschkabinen keine Tür oder Duschvorhang haben. In diesem Fall gibt es aber immer auch eine Duschkabine mit Tür oder Vorhang. Suchen Sie danach, wenn Sie sich in den anderen Kabinen unwohl fühlen, oder fragen Sie einfach andere Saunagäste oder das Aufsichtspersonal danach. Nach dem Duschen trocknen Sie sich gut ab und können sich sofort wieder Ihr Handtuch umwickeln.

Wenn Ihnen nicht warm genug ist oder wenn Sie kalte Füße haben, nehmen Sie ein Fußbad. Sie finden in jedem Saunabereich die Möglichkeit für ein Fußbad. Fragen Sie bei Bedarf einfach andere Saunagäste oder das Saunapersonal danach.

Nun geht es ab in die Saunakabine. Bitte achten Sie darauf, ob man die Saunakabine gerade betreten darf und warten Sie gegebenenfalls auf den Beginn der Eintrittszeit. Meist wird das durch eine grüne leuchtende Lampe über der Tür oder einer Uhr neben der Tür angezeigt. Wenn Sie sich nicht sicher sind, fragen Sie. Man wird Ihnen sicher bereitwillig Auskunft geben. Das ist um vieles besser, als mitten in einen Aufguss zu platzen und sich die Missstimmung aller zuzuziehen.

Ob Sie nackt in der Saunakabine auf Ihrem Handtuch sitzen, oder sich Ihr Handtuch um den Körper geschlagen haben, bleibt Ihnen überlassen.

In der Saunakabine suchen Sie sich einen Platz auf einer der Saunabänke aus. Auf den unteren Bänken ist es nicht so heiß, aber die Luft wird etwas schlechter sein als auf den oberen Bänken. Dafür ist es auf den oberen Bänken heißer, da heiße Luft bekanntlich aufsteigt.

Breiten Sie nun Ihr Handtuch auf dem gewählten Platz aus. Bedenken Sie dabei, dass Sie sich hinlegen können, wenn die Anzahl der Saunagäste es erlaubt und genügend Platz verfügbar ist.

Andernfalls sollten Sie sich auf die Saunabank setzen. Das Handtuch sollte so platziert sein, dass kein Schweiß auf das Holz gelangen kann.

Sie werden bemerken, dass nun viele, die sich vorher das Handtuch um die Hüften oder den Oberkörper gewickelt hatten, dieses Handtuch als Unterlage verwenden. Das Licht in der Saunakabine ist normalerweise so gedämpft, dass die meisten es bevorzugen, nackt zu schwitzen. Sollten Sie das nicht mögen, dann müssen Sie wie vorher bereits erwähnt, ein zweites Handtuch mitnehmen. Es ist überhaupt kein Problem, wenn Sie auch in der Saunakabine ein Handtuch um den Körper gewickelt haben, solange Sie sich wohl dabei fühlen. Vor allem in einer gemischten Sauna oder in einer Sauna, die einem fremd ist, wird man auf diese Lösung zurückgreifen.

Hier genießen Sie nun liegend oder sitzend das Saunabad, bis eine Sanduhr oder ein Licht Ihnen anzeigt, dass der Saunagang zu Ende ist und Sie verlassen dann die Saunakabine. Sollten Sie sich vorher unwohl fühlen, dann entschuldigen Sie sich kurz bei den anderen Anwesenden und verlassen zügig die Saunakabine. Sie sollten die Saunakabine nur nicht während dem Aufguss verlassen.

Beim Abkühlen sollten Sie vorerst auf den Bademantel verzichten, weil sonst der Abkühlvorgang verzögert wird

Während der Abkühlphase, welche mindestens so lange dauert wie das Schwitzbad, sollten Sie zuerst ein Frischluftbad nehmen. Falls Sie sich vor dem Frischluftbad duschen möchten, sollten Sie nur ganz kurz duschen und die ausführliche Dusche erst nach dem Frischluftbad nehmen. Ob Sie im Freien nackt dastehen, Ihr Handtuch umgeschlagen haben oder bereits den Bademantel angezogen haben, überlasse ich Ihnen und Ihrem Schamgefühl. Sie können aber davon ausgehen, dass der Bereich im Freien zum Abkühlen nach der Sauna vor fremden Blicken geschützt ist. Lediglich Ihre Saunakollegen, welche gerade mit Ihnen die Saunakabine verlassen haben, werden sich auch im Freien aufhalten.

Viele bevorzugen den Bademantel statt das Handtuch. Ich empfehle aber, für die Abkühlphase vorerst (falls überhaupt) ein Handtuch zu benutzen, weil Sie damit schneller abkühlen, als wenn Sie in einen kuscheligen Bademantel gehüllt sind. Nach dem Frischluftbad im Freien kommt die Dusche, welche nun mit kaltem oder zumindest kühlem Wasser durchgeführt werden soll. Wenn Sie sich genügend abgekühlt haben, führt Ihr Weg in den Ruheraum zur Ruhephase. Hier ist ein Bademantel empfehlenswert. Viele Saunabesucher finden es störend, wenn Sie sich nackt in den Ruheraum legen. Dies kann aber auch von Sauna zu Sauna unterschiedlich sein. Schauen Sie sich einfach beim ersten Mal die Gegebenheiten an, oder fragen Sie die anderen Saunagäste oder das Saunapersonal. Beim zweiten Besuch in der Sauna Ihrer Wahl werden Sie sich sicherer fühlen und bereits wissen, wie Sie sich zu verhalten haben.

Aufguss richtig/selber machen

Im Herbst, wenn die kalten und nassen Tage mehr werden, steigt auch die Lust auf die Sauna. Ich mache da natürlich keine Ausnahme. Mit den Besuchen in der Sauna beginnen auch wieder die Gespräche in der Sauna und eines der Lieblingsthemen ist die Fachsimpelei über den Sauna-Aufguss. Wie mache ich den perfekten Sauna-Aufguss?

Über dieses Thema können sich „Experten" tagelang unterhalten, ohne zu einem Ergebnis zu kommen, weil jeder naturgemäß seine persönlichen Vorlieben hat und auch ein eigenes Hitzeempfinden mitbringt. Auch mögen es die einen trocken und sehr heiß, andere dagegen wieder milder, dafür umso feuchter.

Sauna-Aufguss à la Luzifer

Wir hatten einen Aufgussexperten in unserer Saunarunde, der es sich nicht nehmen ließ, jedes Mal, wenn er in der Runde dabei war, auch selbst den Aufguss zu machen. Er hatte den Spitznamen „Luzifer", weil es ihm beim Aufguss nicht heiß genug sein konnte. So nahm er sich regelmäßig einen zweiten Saunaeimer voll Wasser mit in die Kammer. Weil er mit nur einem Eimer einfach keinen gescheiten Aufguss machen konnte, so seine Rede. Während gewöhnlich ein Aufguss nach zehn Minuten Aufheizzeit begonnen wird, wartete „Luzifer", immer etwas länger, damit die Temperatur in der Kabine sich noch etwas steigerte. Dann begann er mit vier bis fünf Schöpfern Wasser, wachelte den Wasserdampf vom Saunaofen weg in Richtung Sitzbänke. Dann wartete er etwas, damit sich der heiße Dampf unter der Decke der Kabine verteilen konnte. Nun schöpfte er unermüdlich den Rest des ersten Eimers auf die heißen Saunasteine, was zur Folge hatte, dass sich der heiße Dampf von der Decke durch den nachströmenden Wasserdampf nach unten in Richtung der Saunagäste drückte.

Bereits jetzt war regelmäßig erstes Stöhnen zu vernehmen und einige Saunagäste wechselten von den oberen Bänken auf die Reihe darunter.

Aber damit nicht genug: Unter ständigem Jammern – „es wird heute einfach nicht heiß genug, der Ofen hat zu wenig Leistung, es ist zu kalt hier drinnen" – wachelte er mit hochrotem Kopf abwechselnd mit der „Propellertechnik" und der von „Oben-nach-unten-Technik" die heiße Luft in der Saunakammer herum und goss als abschließende Krönung den zweiten Eimer voll Wasser mit einem Schwung auf die heißen Steine. Die Nachahmung dieser Technik wird von mir ausdrücklich nicht empfohlen!

Der exakte und korrekt geplante Aufguss

Ein anderer Aufgussexperte, den ich miterleben durfte, hatte folgende Spezialität: Er stellte den Saunaeimer zu Beginn ins Freie, damit sich das Wasser in der Saunakammer nicht erwärmen konnte. Er schwor Stein und Bein, dass es einen großen Unterschied macht, ob das Wasser beim Aufguss heiß oder kalt ist, wenn es auf die Saunasteine gegossen wird. Ich selbst habe in den all den Jahren hier keinen Unterschied bemerken können, aber ich lerne noch und bin großer Hoffnung, selbst auch einmal so weit zu sein, diese feinen, kleinen Unterschiede zu spüren. Der oben beschriebene Aufgießer wartete immer exakt zehn Minuten, welche er an seiner wasserdichten Armbanduhr (die Sanduhr ging seiner Meinung nach einfach zu ungenau) ablas, bevor er mit dem Aufguss begann. Sollte jemand anders versucht sein, vor ihm einen Aufguss zu beginnen, so stoppte er diesen stets mit den Worten: „Entschuldigung, aber den Aufguss mache ich!" Nach Ablauf der zehn Minuten öffnete er die Tür der Saunakammer für exakt eine Minute und wedelte in vertikaler Propellertechnik kalte, frische Luft in die Kabine. Danach schloss er die Tür wieder und begann mit dem eigentlichen Aufguss. Was bedeutete, exakt drei Schöpfer Wasser im Abstand von jeweils drei Sekunden mit der Saunakelle auf die heißen Steine zu verteilen. Während er kurz wartete, bis sich der Wasserdampf in der Saunakabine verteilt hatte, prüfte er mit seiner Hand (!) die Temperatur 20 Zentimeter unter der Decke der Saunakammer. Die Temperatur entsprach (man glaubt es kaum) manchmal nicht der Erwartung unseres Aufgießers, was er selbstverständlich auch sofort in der Saunarunde kundtat.

Dann kamen exakt fünf Schöpfer ohne Pause dazwischen auf die heißen Steine und er setzte sich ohne jegliches Wacheln und ohne weiteren Kommentar auf die oberste Sitzbank, um den gelungenen Aufguss zu genießen.

Was ist jetzt der richtige Sauna-Aufguss?

Was will ich mit meinen zwei kleinen Anekdoten eigentlich sagen? Ganz klar, für mich gibt es die Art, den Sauna-Aufguss richtig zu machen, nicht! Es gibt so viele verschiedene Methoden wie es Saunagäste gibt. Jede Art aufzugießen hat ihren Reiz, ihre Vorteile, ihre Nachteile. Manche mögen es, andere wieder nicht. Aber gerade das ist es, was mir auch an den Saunabesuchen so gefällt. Von anderen zu lernen, Erfahrungen zu machen, sich auszutauschen und dazuzulernen.

Eine der häufigsten Fragen (manchmal in etwas abgewandelter Form) ist: Ich möchte einen Sauna-Aufguss daheim/in der öffentlichen Sauna selber machen. Was muss ich dabei beachten?

Wie sich beim Durcharbeiten der Nachrichten gezeigt hat, gibt es hier zwei Gruppen von Saunabesuchern, die jeweils unter dieser Frage etwas anderes verstehen.

Erste Gruppe: Wie kann ich einen Sauna-Aufguss selber machen?

Hier möchte der Fragende das erste Mal für sich, seine Familie oder für die anderen Besucher der Sauna aufgießen. Er ist sich aber über die Vorgehensweise nicht ganz klar und möchte nichts falsch machen.

Vorbereitung für den ersten Aufguss

Gehen Sie beim ersten Aufguss ganz entspannt an die Sache heran, verzichten Sie auf das Wacheln. Wenn Sie ein Aufgussmittel verwenden möchten, vergessen Sie nicht, es mit in Sauna zu nehmen. Es hat sich bewährt, die Flasche mit dem Aufgussmittel in den Saunaeimer zu geben, um diese etwas kühl zu halten. Prüfen Sie, ob Wasser im Saunakübel ist.

Der Aufguss beginnt

Wenn es Zeit für den Aufguss ist (so nach ca. zehn Minuten Aufwärmen), stehen Sie auf und fragen in die Runde, ob jemand etwas dagegen hat, wenn Sie jetzt den Aufguss machen. Meist kommen keine Einwände, die meisten Saunabesucher sind froh, wenn sich jemand um den Aufguss kümmert. Fragen Sie auch, ob es niemanden stört, dass ein Aufgussmittel verwendet wird, dann sind Sie auf der sicheren Seite.

Falls die Saunakelle am Stiel sehr heiß ist, tauchen Sie den Stiel kurz in das Wasser, er wird dann gleich kühler sein. Falls Sie ein Aufgussmittel verwenden, geben Sie jetzt ein paar Tropfen des Mittels in das Wasser in der Saunakelle. Tropfen Sie niemals das Aufgussmittel direkt auf die heißen Steine. Es könnte sich entzünden und Sie könnten durch die Stichflamme Verbrennungen erleiden.

Ein Schöpfer Wasser zu Beginn

Gießen Sie nun einen Schöpfer Wasser auf die heißen Saunasteine. Gehen Sie dabei langsam vor und achten Sie darauf, das Wasser gleichmäßig über die Steine zu verteilen. Sinnvoll ist es, das Wasser verdunsten zu lassen, es soll nicht zwischen den Steinen durch auf die Heizstäbe des Saunaofens rinnen. Fassen Sie den Griff des Schöpflöffels ganz am Ende an, dann ist die Gefahr, dass Sie sich mit dem heißen Wasserdampf verbrühen, sehr gering. Es hat sich auch bewährt, mit dem Gießen bei den hinteren Steinen anzufangen und sich dann langsam nach vorne zu arbeiten. So bleibt Ihre Hand vom Wasserdampf verschont.

Wenn der erste Schöpfer Wasser aufgegossen ist, warten Sie einen kurzen Moment, damit sich der Wasserdampf gleichmäßig unter der Decke der Saunakabine verteilen kann. Dann gießen Sie abhängig von der Größe der Kabine zwei bis vier Mal relativ rasch über die Saunasteine nach. Der neu erzeugte Wasserdampf wird den vom ersten Schöpfer nach unten in Richtung Saunagäste drücken, die nun so richtig zu schwitzen beginnen.

Nun kommt die nächste Pause, in der Sie die Saunagäste fragen, ob die Hitze zu groß, zu klein oder angenehm ist, bzw. ob Sie noch etwas nachgießen sollen. Selbst bekommen Sie das am Ofen nicht so gut mit wie die Gäste auf den Bänken. Mit der Zeit werden Sie aber die Erfahrung bekommen, wie viel Wasser eine Saunakammer verträgt.

Das war die Pflicht, nach einiger Zeit können Sie dann mit der Kür beginnen, dem Wacheln. Ich werde dies aber in einem eigenen Beitrag behandeln.

Zweite Gruppe: Wie kann ich einen Sauna-Aufguss selber herstellen?

Wie sich gezeigt hat, meint diese Gruppe (und die ist gar nicht mal so klein), wie man Aufgussmittel selber erzeugen kann.

Ich empfehle an dieser Stelle dringend, keine Aufgussmittel auf Ölbasis selber herzustellen, da man hier einiges an Erfahrung mitbringen muss. Öl in Verbindung mit den heißen Saunasteinen kann sehr gefährlich sein, es kann auch schnell gesundheitsschädlich werden, wenn man nicht genau weiß, was man tut. Wer Aufgussmittel auf Ölbasis möchte, sollte sich diese im Fachhandel kaufen.

Das heißt aber nicht, dass Sie ganz auf eigene Aufgussmittel verzichten müssen.

Aufgussmittel mit Pflanzen und Kräutern

Pflanzen und Kräuter eigenen sich sehr gut zum Herstellen eines Sauna-Aufgussmittels. Diese können Sie selber sammeln und trocknen, oder aber fertig in der Apotheke kaufen. Wenn Sie selber sammeln, achten Sie darauf, Pflanzen zu verwenden, bei denen kein Pflanzenschutzmittel zum Einsatz kam.

Für das Aufgussmittel übergießen Sie die Blätter der Pflanzen mit heißem Wasser und lassen Sie das Ganze einige Stunden ziehen. Danach entfernen Sie Pflanzen, Kräuter und Blätter aus dem Wasser und können jetzt mit diesem Wasser aufgießen. Diese Prozedur erinnert etwas an die Herstellung von Tee.

Birkenaufguss selbst gemacht

Sehr beliebt zu diesem Zweck ist auch der Birkenaufguss. Dafür benötigen Sie junge Triebe einer Birke samt den Blättern. Diese legen Sie für zwei bis drei Tage in das Wasser. Danach werden die Triebe und Blätter aus dem Wasser entfernt und Sie können den Sud für Ihren Aufguss verwenden. Vergessen Sie aber nicht, die Birkenblätter und -triebe rechtzeitig aus dem Wasser zu entfernen; wenn diese zu lange im Wasser bleiben, verflüchtigen sich die ätherischen Öle der Pflanze wieder aus dem Wasser.

Sauna auch für Anfänger

Viele Menschen möchten auch gerne einmal die wohltuende Wirkung eines Saunabesuchs erleben, trauen sich aber nicht so richtig. Dabei kann man beim Saunieren eigentlich gar nicht viel falsch machen, wenn man ein paar Grundregeln beachtet.

Zunächst müssen sich Saunaneulinge für die Art von Sauna entscheiden, die sie am liebsten ausprobieren möchten. Dabei haben sie die Wahl zwischen der klassischen finnischen Sauna, einem türkischen Dampfbad, der schwedischen Sauna, japanischer Sauna und vielen anderen Varianten des Schwitzerlebnisses. Besonders gut geeignet für Einsteiger ist die finnische Sauna. In jeder größeren Stadt gibt es öffentliche Saunen, die besucht werden können. Dabei muss man sich entscheiden, ob man einen Saunagang nur mit Angehörigen des eigenen Geschlechts oder lieber mit Männern und Frauen in gemischter Form absolvieren möchte. Manche Saunabäder bieten auch Kurse für Anfänger an, die sehr empfehlenswert sind, weil so unter kompetenter Anleitung die ersten Saunaerfahrungen gesammelt werden können.

Vor dem eigentlichen Besuch der Sauna wird der Körper gründlich geduscht und abgeseift. Anschließend begibt man sich, nur mit einem umgewickelten Handtuch bekleidet, in die Saunakabine. In einer finnischen Sauna gibt es für gewöhnlich drei übereinander angeordnete Sitzreihen. Bei den ersten Besuchen sollten Anfänger auf der unteren oder mittleren Bankreihe Platz nehmen, da es oben am heißesten ist. Man setzt sich niemals auf die blanken Holzbretter, sondern deckt sie sorgfältig mit einem Handtuch ab. Je nach Vorliebe legt man sich auf den Rücken oder setzt sich hin. Beim Sitzen hat sich die vornüber gebeugte Position mit angewinkelten Beinen besonders bewährt. Gewöhnlich dauert ein Saunagang zwischen neun und zwölf Minuten. Doch hier gilt, dass das eigene Empfinden immer darüber entscheiden soll, wie lange man in der Sauna bleibt. Wenn die Hitze nicht als angenehm empfunden wird oder sogar Herzrasen beziehungsweise andere Kreislaufbeschwerden auftreten, muss die Sauna sofort verlassen werden. Vor dem Hinausgehen sollte man sich kurz aufrecht hinsetzen, damit einem nicht schwindelig wird.

Danach ist Abkühlung angesagt: Diese kann am besten in der frischen Luft erfolgen. In jedem Fall sollte der stark erhitzte Körper mit kaltem Wasser übergossen werden, entweder mit einem speziellen Wasserschlauch oder einer Schwallbrause. Für Anfänger weniger zu empfehlen ist das Eintauchen in ein Wasserbecken, weil es Herz und Kreislauf sehr belastet. Als Faustregel gilt, dass die Abkühlphase mindestens so lange dauern soll wie die vorherige Schwitzphase. Wer sich fit genug fühlt, macht nach dem gleichen Ablauf noch einen oder zwei weitere Saunagänge. Zum Schluss des Saunabesuchs sollte man noch einmal gründlich duschen, allerdings ohne Seife und Shampoo.

Sauna auch für Kinder

Während es in Deutschland und Österreich eher unüblich ist, dass schon Kinder eine Sauna besuchen, ist dies in skandinavischen Ländern wie Schweden und Finnland eine Selbstverständlichkeit. Und tatsächlich spricht nichts dagegen, wenn ein paar Regeln beachtet werden. Im Gegenteil, auch für Kinder und Jugendliche hat die Sauna nicht nur positive Wirkungen auf die Gesundheit, insbesondere hinsichtlich der Stärkung der Abwehrkräfte; das Saunieren machte ihnen auch einfach viel Spaß!

Am besten fragen Eltern vor dem ersten Saunabesuch mit ihrem Nachwuchs (der dem Windelalter entwachsen sein sollte) den Kinderarzt, ob es irgendwelche Bedenken gibt. Wenn dies nicht der Fall ist, sollte der Gang in die Sauna gründlich vorbereitet werden. Dazu gehören unbedingt auch Schilderungen der Eltern, was die Kinder dort erwartet. Vielleicht guckt man sich auch schon mal zusammen eine Sauna an, ohne sie zu benutzen. Ganz wichtig ist, dass Kinder keinen falschen Ehrgeiz entwickeln, die Hitze möglichst lange auszuhalten. Es muss ihnen unbedingt vermittelt werden, dass gerade am Anfang Vorsicht viel besser ist, und es ihnen wesentlich besser bekommt, nur kurz in der Sauna zu bleiben.

Der erste Saunabesuch sollte dann in Angriff genommen werden, wenn das Kind rundherum gesund ist. Der kleinste Infekt, wie ein Schnupfen oder auch nur ein Kratzen im Hals, sind absolute No-Gos für die Sauna. Wenn der kindliche Organismus sowieso schon angegriffen ist, stellt die Hitze in der Sauna eine viel zu große Belastung dar. So kann es unter Umständen zu ernsthaften Zwischenfällen wie Herz- und Kreislaufbeschwerden kommen.

Genauso wichtig wie die völlige Gesundheit als Voraussetzung für ein gelungenes Saunaerlebnis mit Kindern ist die Motivation. Nur wenn die Sprösslinge es auch wirklich selbst wollen, sollten Eltern sie mit in die Sauna nehmen. Manchen, gerade kleineren Kindern, ist eine Sauna eher unheimlich. Das muss unbedingt respektiert werden und die Kleinen sollten zu nichts gezwungen werden.

Im Familien- und Freundeskreis spricht nichts dagegen, die Kinder nackt saunieren zu lassen. Wird eine öffentliche Sauna besucht, sollte jedoch ein Handtuch um den Leib gewickelt werden. Damit sich die erwachsenen Saunagäste nicht durch neugierige Blicke der Kinder gestört fühlen, sollte man mit ihnen vorher diesbezügliche Gespräche führen. So können sie lernen, dass die Vielfalt der menschlichen Figuren groß ist und niemand sich für seinen Körper schämen muss.

Bei kleineren Kindern ist es sehr wichtig, für Beschäftigung während des Saunagangs zu sorgen, sonst wird ihnen das lange Sitzen schnell langweilig. Und schließlich sollte man unbedingt dafür sorgen, dass die jungen Saunagäste genug trinken, denn sie neigen stärker als Erwachsene zum Austrocknen.

Sauna auch für ältere Menschen

Ältere Menschen müssen nicht auf das Saunieren verzichten. Im Grunde gibt es keine Begrenzung des Alters bei Saunaliebhabern. Regelmäßiges Saunieren kann sogar dabei helfen, die Lebensqualität eines älteren Menschen zu optimieren. Wenn es Saunaverbote gibt, dann nur aufgrund bestimmter Erkrankungen. Wer unter einer chronischen Krankheit oder einer akuten Entzündung leidet, sollte vorher mit seinem Arzt besprechen, ob die Sauna erlaubt ist. Sobald dieser das Okay gegeben hat, kann die Person von den Saunabesuchen nur profitieren.

Die positive Wirkung der regelmäßigen Saunagänge lässt sich besonders am Hautbild erkennen. Altersbedingt findet ein Rückbildungsprozess statt, der durch Wassermangel im Gewebe entsteht. Die Haut wird trocken, faltig und runzelig. Durch die Sauna wird die Durchblutung angeregt und die Wärme sorgt für eine Durchfeuchtung der Haut. Dies wirkt sich positiv auf die Neubildung von Zellen aus. Das Saunabad trainiert ebenfalls die Schweißdrüsen. Durch starkes Schwitzen können Giftstoffe entfernt werden. Diese sind oft ein Grund für die eingeschränkte Beweglichkeit älterer Menschen. Zudem werden die Blutgefäße der Haut trainiert und abgehärtet, sodass eine verminderte Infektanfälligkeit erfolgt.

Ein weiterer positiver Aspekt für das Saunabad für ältere Menschen ist die Auswirkung auf das vegetative Nervensystem. Viele ältere Menschen müssen mit labilen Stimmungen kämpfen. Das Saunieren kann das vegetative Nervensystem sehr günstig beeinflussen. Durch den Wechsel von warm und kalt und der Erholungsphase zwischen den Gängen wird die Stimmungslage stabiler. Außerdem gibt es eine positive Nebenwirkung bei regelmäßigem Saunabesuch: Man befindet sich in Gesellschaft gleichgesinnter Menschen. Diese Treffen sind vor allem für ältere Menschen sehr wichtig. Die Abwechslung und die Möglichkeit zur Unterhaltung trägt wesentlich zur Stimmungsverbesserung bei.

Saunieren senkt den Blutdruck und entlastet somit das Herz. Wer unter zu niedrigem Blutdruck leidet, wird bei regelmäßigem

Saunieren merken, dass sich der Blutdruck ausgleicht. Natürlich gilt auch hier wieder das Ausmaß. Bei extrem niedrigem Blutdruck oder bei starkem Bluthochdruck sollte vorher mit dem Arzt geklärt werden, ob die Sauna besucht werden kann. Auch die Folgen von Durchblutungsstörungen können durch die Saunagänge zumindest gemildert werden.

Anfänger sollten sich langsam an das Saunabad gewöhnen. Ein Dampfbad mit einer niedrigen Temperatur wäre eine gute Möglichkeit, sich heranzutasten. Zuerst sollten Sie sich nur ungefähr zehn Minuten in der Sauna aufhalten. Nach jedem Saunagang folgt die Abkühlung mittels Dusche oder Tauchbecken. Auch hierbei sollte langsam und vorsichtig vorgegangen werden, damit der Temperaturwechsel nicht zu schnell vonstattengeht. Die Ruhephasen sind ein Muss und werden auf jeden Fall guttun. Da der Körper durch das Schwitzen an Flüssigkeit verliert, muss dafür gesorgt werden, dass dieser Verlust durch Trinken wieder ausgeglichen wird.

Birkenwenik in der Sauna

Der Wenik ist gerade in, wie ich mir sagen ließ. Pure Sauna kann ja heute schon jeder, es muss etwas Außergewöhnliches sein. Da kommt so etwas wie Wenik gerade recht, man muss sich schließlich von der Masse abheben.

Wenik kommt aus dem Russischen und ist die Bezeichnung für einen Reisigbesen aus Birkenzweigen. Diese werden meist im Sommer gepflückt und getrocknet. Vor der Anwendung werden die Birkenbüschel dann eingeweicht, um sie schön geschmeidig und biegsam zu machen. Das Wasser, in dem die Birkenzweige eingeweicht waren, wird später als Aufgussmittel in der Sauna verwendet.

Der Einweichvorgang ist dabei sehr wichtig, denn ein zu trockener Wenik ist später beim Abschlagen schmerzhaft. Nur wenn die Zweige und Blätter der Birke schön weich und biegsam sind, funktioniert der Vorgang.

Das Abschlagen in der Sauna

Der Saunagang selbst unterscheidet sich nicht vom herkömmlichen Schwitzvorgang. Aber während des Schwitzens schlägt man sich mit dem Birkenreisig auf den Körper. Für Uneingeweihte mag das seltsam anmuten, aber es erfüllt durchaus einen Zweck und ist auch nicht schmerzhaft, wie man meinen könnte. Es wird nämlich nicht fest auf den Körper geschlagen, sondern eher darübergestrichen. Das Abschlagen soll die Durchblutung der Haut fördern. Das funktioniert auch offensichtlich sehr gut, denn nach einer Wenikanwendung verlässt man krebsrot die Saunakammer.

Auch einen zweiten Effekt hat das Abschlagen mit den Reisigbüscheln. Es wird die Luftschicht in der Nähe der Hautoberfläche verwirbelt. Hier bildet sich in der Regel durch das Verdunsten von Schweiß ein Luftpolster, der isolierend wirkt. Wird dieser Luftpolster nun verwirbelt, kommt wieder heißere Luft an die Haut. Diese zusätzliche Erwärmung ist nicht zu unterschätzen, die Sauna ist plötzlich viel heißer.

In Finnland oder Russland ist dieser Brauch derart eingesessen, dass sich die Saunagäste gegenseitig mit dem Wenik den Körper abschlagen. Alleine für dieses Ritual müsste man fast einen Urlaub buchen, um das mitzuerleben, oder?

Da Wenik derzeit viel diskutiert und sehr angesagt ist, ich aber nie so der Fan des Wenikaufgusses war, habe ich es kürzlich wieder einmal mit Wenik und Wenikaufguss probiert. Aber es bleibt dabei, ich bin kein Fan. Ich mag den Geruch des Wenikaufgusses nicht und auch das Abschlagen ist mir zu anstrengend. Da greife ich lieber auf die Saunabürste zurück, oder ich bewege mich gar nicht und genieße einfach so die Sauna.

Infrarotsauna-Effekt

Die Infrarotkabine ist modern. Schwitzen mit Infrarot ist angesagt, weil gesund, schonender und angenehmer. Was aber ist der Unterschied zwischen einer sogenannten Infrarotsauna und einer klassischen finnischen Sauna? Oder welche Effekte treten in der Infrarotsauna auf, die der Gesundheit zuträglich sind?

In einer Infrarotsauna erweitern sich die Gefäße leicht, was eine bessere Durchblutung mit sauerstoffreichem Blut erlaubt. Die betroffenen Nervenbahnen und verspannten Muskeln, die dazu führen, dass man chronische Schmerzen verspürt, werden besser durchblutet als zuvor. Bessere Durchblutung und ein leichter Anstieg der Temperatur führen zu einer kombinierten Linderung von körperlichen Schmerzen und zu einem leicht euphorischen Gefühl von Erfüllung.

Obwohl eine Infrarotkabinen-Sauna sehr entspannend ist, ist der Körper doch höchst aktiv dabei, sich zu heilen. Aufgrund des geringen Stromverbrauchs können Saunen mit Infrarot-Wärmekabinen an das normale Stromnetz angeschlossen werden.

Der Unterschied zwischen traditioneller Sauna und Infrarotsauna

In einer traditionellen Sauna erzeugt einen Ofen eine Temperatur von 80° bis 100° C. Oft ist das mit niedriger Luftfeuchtigkeit kombiniert. Hier wird der Körper durch die Induktion der Umgebungsluft erwärmt. In einer Sauna dauert die Sitzung etwa eine halbe bis eine dreiviertel Stunde. Sie ist mit kalten Duschen und Entspannungsphasen durchsetzt. Beim Schwitzen scheidet man nicht nur Wasser aus. Der Schweiß enthält auch Fett, Cholesterin und alle Arten von Giften.

Die Vorteile der Infrarotsauna

Dank der spezifischen Wirkung der Infrarot-Heizelemente erhält man eine trockene Hitze, die schrittweise von 25° auf 50° oder 60° C steigt. Die Luft wird nicht so drastisch beheizt wie in einer traditionellen Sauna. Ein Saunagang dauert dann 30 Minuten und beginnt bei der normalen Raumtemperatur. Allmählich steigt die

Wärme dann an. Infrarotstrahlung wird direkt durch die Haut absorbiert. Fast 80 Prozent werden aufgenommen. Nach einer Viertelstunde fängt man an, stark zu schwitzen, bei einer noch angenehmen Raumtemperatur von 38° C, die sehr erträglich bleibt. Die Wärme durchdringt den Körper und bewirkt eine wohltuende Lockerung von Haut und Muskeln. Die heilsame Wirkung der Infrarotsauna-Kabine ist in erster Linie da, um den Körper in Hyperthermie (Überwärmung) zu bringen. Wissenschafter haben herausgefunden, dass die regelmäßige Nutzung der Infrarotkabine einen positiven Effekt auf Muskel- und Gelenkerkrankungen wie Arthrose, rheumatoider Arthritis und auch Rheuma hat. Es ist sogar eine signifikante Verbesserung der Ekzeme und Cellulitis zu beobachten.

Sauna im Badezimmer

Wenn ein Gespräch in Richtung „Sauna im Badezimmer" - Ja oder Nein - geht, dann tendiere ich eindeutig zum Ja. Auf die Frage „Habe ich eine Sauna im Badezimmer?" muss ich ehrlicherweise aber mit Nein antworten. Warum das so ist und warum ich meine Meinung dazu geändert habe, will ich im folgenden Abschnitt erklären.

Wenn wir allgemein von Sauna sprechen, so reden wir meist nicht nur über die Saunakabine, sondern über die gesamte Sauna-Anlage, welche auch die Nassräume (Dusche, WC) und den Ruheraum umfasst. Daher gehe ich beim Begriff Sauna von einem höheren Platzbedarf aus. Wenn man für die Saunakabine 2,2 x 2,2 Meter rechnet, sind das schon 4,8 Quadratmeter. Dazu noch WC mit zwei Quadratmetern und die Dusche mit zwei Quadratmetern, dann noch den Ruhebereich mit den Liegen und der Platz fürs Umkleiden usw.

Gehen wir daher von einem Raum mit zwölf Quadratmetern aus, der für solch eine Sauna-Anlage benötigt wird. Das war auch der Platzbedarf, der seinerzeit vom Architekten in den Raum gestellt wurde, als ich den Plan für unser Haus entworfen habe. Dass dieser Platzbedarf nicht so ohne Weiteres von den Wohnräumen abgezweigt werden kann, ist offensichtlich, und da damals im Keller ein Raum in dieser Größe noch unverplant vorhanden war, wurde es der Saunaraum im Keller. Das ist auch okay so und wir (unsere gesamte Familie) nutzen diesen Saunaraum auch sehr gerne, aber ...

Sehr selten nutzen wir den Saunaraum zum Umkleiden. Wir entkleiden uns gleich im Schlafzimmer und gehen dann im Bademantel nach unten in den Saunaraum. Als Ruheraum wird er auch kaum genutzt. Wenn es das Wetter zulässt, dann nutzen wir dafür den Garten oder die Terrasse. Bei Schlechtwetter wird im Wohnzimmer Pause zwischen den Saunagängen gemacht.

Die Dusche im Saunaraum wird schon genutzt, weil einfach die räumliche Nähe da ist. Wäre aber die Saunakabine im Badezimmer, dann würden wir eben die Dusche im Badezimmer nutzen.

Meine Meinung dazu ist, es wäre sinnvoller gewesen, den notwendigen Platz für die Saunakabine von ca. 4,8 Quadratmetern im Wohnbereich in der Nähe des Badezimmers oder im Badezimmer zu schaffen und gleich den ohnehin vorhandenen Nassbereich zu nutzen. Als Ankleide-, Auskleide- und Ruheraum sind die bereits vorhandenen Wohnräume genauso, wenn nicht sogar besser nutzbar. Sie sparen sich nicht nur die Anschaffungskosten für die Erstellung des Saunaraums im Keller, die Duschen und das WC, es fallen auch die Heizkosten für einen zusätzlichen Raum weg und die Probleme, ob Wasseranschluss, -ablauf und Stromanschluss vorhanden sind, stellen sich erst gar nicht.

Auch die oft gehörten Bedenken, dass der Aufwand für die Reinigung mit einer Sauna im Badezimmer höher ist, ist für uns nicht nachvollziehbar, eher im Gegenteil. Die Reinigung eines zusätzlichen Raums scheint uns aufwendiger.

Zusammengefasst würde ich es heute anderes machen als damals beim Bau unseres Hauses und empfehle daher jedem, sich genau zu überlegen, ob er nicht doch seine Sauna im Badezimmer errichten soll.

Sauna mit Kontaktlinsen

Wer schlecht sieht, kennt die Problematik mit Hitze und Kälte. Brillen beschlagen, wenn man von einem kühleren Raum in den wärmeren geht. Das betrifft natürlich auch die Sauna.

Kontaktlinsenträger haben daher beim Saunieren einen Vorteil gegenüber Brillenträgern. Die Linsen beschlagen nicht durch die Temperaturunterschiede und heizen sich nicht über die eigene Körpertemperatur hinaus auf. Hier gilt es für Brillenträger vorsichtig zu sein, da sich das Gestell in der Sauna sehr wohl unangenehm erhitzen kann. Neben der Verbrennungsgefahr kann es auch passieren, dass das Brillengestell sich verbiegt.

Wenn Sie sich nach dem Saunagang abkühlen oder schwimmen, schließen Sie die Augen ein wenig, damit die Linsen nicht herausgespült werden. Bei Aufgüssen mit Ölen kann sich ein Film auf der Linse bilden. Mit der nächsten Reinigung verschwindet er aber wieder vollständig.

Es spricht nichts dagegen, mit Kontaktlinsen die Sauna zu besuchen. Da die Linsen auf dem Auge haften, sollte auch kein Schweiß darunter geraten, dennoch ist etwas Vorsicht beim Trocknen des Gesichtes mit dem Handtuch angeraten. Auch das Auge sekretiert mehr in der Saunahitze und die Linsen können etwas schwimmen. Wenn Sie sich die Augen reiben, kann eine Linse versehentlich mit herausgerieben werden.

Wenn Sie Brillenträger sind und auf die Sehhilfe angewiesen, könnte es eine Überlegung wert sein, sich für Wellness-Anwendungen Kontaktlinsen anzuschaffen. Sie sehen dann wie gewohnt und brauchen sich nicht mit beschlagenen Gläsern herumzuärgern oder Schäden durch Hitze zu befürchten. Auch ist Ihre Brille zu Hause dann sicher vor Bruch oder Verlust. Ihr Optiker wird Sie hier gerne beraten. Nehmen Sie sich ein paar Tage Zeit, um sich einzugewöhnen, ehe Sie mit Ihren neuen Kontaktlinsen in die Sauna gehen. Das Sehen ist mit Linsen etwas anders als mit Brille und so ist es sicher sinnvoll, sich einige Tage daran zu gewöhnen, damit Ihnen nicht schwindlig wird oder Sie Kopfschmerzen bekommen.

Wenn Sie sich für die Alternative entschieden haben, Kontaktlinsen in der Sauna zu tragen, setzen Sie diese eine Weile vor dem Saunagang ein. So können sich Auge und Linse aneinander anpassen und Sie sehen optimal. Auch ein leichtes Fremdkörpergefühl, das manche sensiblen Menschen in den ersten Minuten nach Einsetzen der Linsen verspüren, verschwindet völlig. Weiche Linsen sind am bequemsten und sicherlich eine gute Lösung, da sie sich ganz ans Auge anschmiegen und so sicherer sitzen.

Besonders gut eignen sich auch weiche Tageslinsen für einen Saunagang, denn diese können Sie ganz einfach nach dem Saunieren entsorgen. So besteht durch eventuell verschmutzte Linsen keine Infektionsgefahr für das empfindliche Sinnesorgan. In der trockenen und heißen Saunaluft kann es vorkommen, dass die Tränenflüssigkeit, die die Kontaktlinsen benötigen, verdunstet. Deshalb empfiehlt es sich, Benetzungstropfen dabeizuhaben und diese bei Bedarf in die Augen zu tropfen.

Mit Kontaktlinsen die Sauna zu genießen ist problemlos und auch für Brillenträger eine interessante Möglichkeit. So können Menschen mit deutlicher Sehschwäche die Sauna sicher nutzen, ohne Ärgernisse mit der Brille oder aber Stürze zu riskieren, weil die Brille nicht getragen werden kann.

Sauna-Arten

Vor zwanzig Jahren war hierzulande eigentlich nur eine Form der Sauna bekannt und verbreitet, nämlich die finnische Variante des gesunden Schwitzens. Mit dem Mega-Trend „Wellness" hat sich das gründlich geändert: Heute können sich Saunafans zwischen türkischem Dampfbad (Hamam), russischer Banja, schwedischer Sauna, Stollensauna, Gartensauna, Erdsauna und noch zahlreichen exotischen Saunavarianten entscheiden.

Bei der klassischen finnischen Sauna wird so richtig eingeheizt: Temperaturen über 90° C, bisweilen sogar bis 110° C sind bei dieser Form der Sauna üblich. Da gleichzeitig eine niedrige Luftfeuchtigkeit von nur maximal zehn Prozent herrscht, wird die Hitze als angenehm empfunden. Ein Saunagang sollte bei der finnischen Sauna niemals länger als maximal eine Viertelstunde dauern, danach erfolgt die Abkühlung durch eine Dusche oder das Eintauchen in ein Wasserbecken. Diese Prozedur kann bis zu dreimal wiederholt werden.

Im türkischen Hamam herrschen wesentlich niedrigere Temperaturen von lediglich 40° bis 50° C. Allerdings ist die Luftfeuchtigkeit mit bis zu 95 Prozent extrem hoch. So schwitzen Saunabesucher nicht nur sehr stark, auch die Poren der Haut öffnen sich weit, sodass ein gründlicher Reinigungsprozess in Gang gesetzt wird.

Die russische Banja unterscheidet sich hinsichtlich der Temperaturen kaum von der finnischen Sauna. Jedoch wird mithilfe von zahlreichen Aufgüssen (unter anderem auch mit Wodka!) auf die Steine des Saunaofens eine sehr hohe Luftfeuchtigkeit erzielt. So werden Kreislauf und Durchblutung stark angeregt.

Bei der schwedischen Sauna steht neben dem Schwitzen auch das Baden im Mittelpunkt. Besonders beliebt ist dabei das Eisbaden im Winter in zugefrorenen Seen und Flüssen. Nach dem eiskalten Bad wird dann die Sauna besucht, in der Temperaturen um 80° C herrschen. Danach erfolgt wieder ein Bad im kalten Wasser. Auf diese Art wird der Kreislauf mit extremen Temperaturunterschieden auf Touren gebracht.

Ein ganz besonderes Ambiente herrscht in einer Stollensauna: Wie der Name schon sagt, werden diese Saunen in stillgelegten Bergwerken eingerichtet. In der Regel wird in dieser beeindruckenden Umgebung dann ein Saunabetrieb nach finnischem Vorbild eingerichtet.

Die Gartensauna kann auf dem eigenen Grundstück errichtet werden. Das ist nicht nur eine gute Lösung, wenn nicht genug Platz sein sollte, sondern ermöglicht auch ein ganz besonderes Naturerlebnis in intimer Atmosphäre. Auch hier entscheiden sich die meisten für den Betrieb einer klassischen finnischen Sauna.

Eine Erdsauna wird direkt ins Erdreich hinein gebaut. Da die Erde kühle Feuchtigkeit ausstrahlt, wird so ein reizvoller Kontrast zu den hohen Temperaturen von 90° C und mehr geschaffen, die vom Saunaofen erzeugt werden. Auch der Geruch in einer Erdsauna ist besonders angenehm. Für eine detailliertere Beschreibung der verschiedenen Saunavarianten verweise ich auf den ersten Teil dieses Buchs.

Hygiene in der Sauna

Hygiene in der Sauna ist uns selbstverständlich und auch extrem wichtig. Wie aber sorgt man für die richtige Hygiene in der Sauna? Nach welchen Vorgaben oder Plänen wird gereinigt bzw. desinfiziert?

Zunächst gibt es auch einen gesundheitlichen Hintergrund für die richtige Hygiene bzw. Desinfektion in der Sauna. Wir wollen Pilzerkrankungen, Pilzübertragungen bzw. allgemeine Verschmutzungen vermeiden. Dazu sind gewisse Reinigungsarbeiten und Desinfektionsarbeiten in regelmäßigen Abständen durchzuführen. Wie oft, hängt von der Häufigkeit der Nutzung der Sauna ab. Wenn die Saunakabine nur einmal pro Woche genutzt wird, ist eine tägliche Reinigung nicht nötig, das leuchtet sicher ein. Die häufigste Reinigung benötigt auf jeden Fall der Boden der Sauna.

Hier sollten Sie nach jedem Saunatag eine Reinigung bzw. Desinfektion durchführen. Wenn es sich um einen Fliesenboden handelt, reicht Wischen mit einer Reinigungs- bzw. Desinfektionslösung. Die Badesandalen sollten auch von Zeit zu Zeit mit einer Desinfektionslösung behandelt werden, dann werden Pilze oder Keime gar nicht verschleppt und verteilt. Hier gibt es praktische Desinfektionssprays, die sicher und auch einfach in der Anwendung sind.

Die Bänke und Sitz- bzw. Liegeroste sind alle paar Wochen bei normalem Heimgebrauch zu scheuern bzw. mit Desinfektionsspray zu behandeln. Hartnäckige Flecken oder Verunreinigungen können mit feinem Schleifpapier entfernt werden. Die Betonung liegt hier auf „fein". Probieren Sie bitte unbedingt vorher eine nicht sichtbare Stelle aus, um Beschädigungen zu vermeiden.

Die Wände der Saunakabine sind alle paar Wochen mit einem feinen Tuch vom Staub zu befreien. Auch hier kann bei hartnäckigen Flecken Schleifpapier verwendet werden. Dies gilt nur die Innenseite der Saunakabine, da diese zumeist nicht nachgedunkelt ist. Bei den Außenwänden erfolgt im Laufe der Zeit eine Verfärbung bzw. Nachdunkelung des Holzes. Hier muss darauf geachtet werden, dass bei einer Behandlung eventuell eine darunterliegende hellere Holzschicht zum Vorschein kommt.

Fußboden, Fußmatten, soweit vorhanden, sollten nach jeder Nutzung der Sauna gereinigt, abgespült bzw. desinfiziert werden. Je mehr Sie darauf achten, dass in der Saunakammer große Handtücher verwendet werden, desto weniger Verunreinigungen werden Sie feststellen. Dass die Handtücher nach Gebrauch gewaschen werden, versteht sich von selbst. Achten Sie auch darauf, dass bei Benutzung der Sauna kein Schweiß aufs Holz kommt und dass Sie die obere Seite des Saunatuchs bei jedem Schwitzvorgang wieder oben haben. Handtücher nicht wenden!

Der Pflegeaufwand für eine Sauna ist nicht sehr hoch. Dennoch sollte sie hin und wieder gereinigt und desinfiziert werden. Da in der Kabine nur unbehandeltes Holz verbaut werden darf, gilt es hier auf ein paar Dinge zu achten.

Der Boden kann feucht aufgewischt werden und nach jeder Benutzung sollte die Sauna ausgiebig gelüftet werden. Wenn Sie das Saunaholz reinigen, sollte dies auf keinen Fall nass geschehen. Das unbehandelte und durch die Saunahitze sehr trockene Holz würde reißen. Wischen Sie die Bänke allenfalls feucht ab. Hier kann ein Desinfektionsmittel benutzt werden, welches speziell für die Pflege der Sauna geeignet ist. Oft findet auch Wasserstoffperoxid (drei Prozent) Verwendung, da dieser natürliche Stoff beim Verdunsten in Sauerstoff und Wasser zerfällt. Auf ölhaltige Pflegemittel sollte verzichtet werden, da sie bei der nächsten Saunabenutzung ausdünsten und die Bänke rutschig machen. Verwenden Sie bitte nur Spezialpflegemittel, die in ihrer Zusammensetzung so beschaffen sind, dass beim Saunabetrieb keine gefährlichen Stoffe frei werden. Nach der Reinigung sollte die Sauna gut belüftet werden, damit sich Feuchtigkeit verflüchtigt und eventuelle Dämpfe von Reinigungsmitteln austreten können.

Die obere Bankreihe wird durch die große Hitze sozusagen automatisch desinfiziert. Bei den unteren Reihen reicht die Hitze hierfür nicht aus und es sollte hin und wieder eine Desinfektion stattfinden. Zuerst sollten Sie das Saunaholz reinigen, indem Sie mit einem trockenen Tuch die Bänke abwischen. Wenden Sie dann das Desinfektionsmittel sparsam und genau nach Vorschrift an. Beachten Sie bitte auch die Reinigungshinweise für den Saunaofen, sodass es hier nicht zu Unfällen oder Fehlfunktionen kommt.

Eine Desinfektion ist bei einer Sauna im Privathaus nur alle paar Monate nötig, manche sagen sogar, ein bis zweimal jährlich sei völlig ausreichend. Zwischendurch sollte die Sauna gut gelüftet und der Boden feucht gewischt werden. Das Saunaholz reinigen Sie am besten mit einem trockenen, fusselfreien Tuch. Vom oft empfohlenen Orangenöl sollten Sie absehen. Es ist ein natürliches Reinigungsmittel, doch das Öl zieht ins Holz und dunstet bei Betrieb der Sauna aus. Der Duft wird dann so stark, dass er Augen und Schleimhäute reizen kann. Durch den Ölgehalt kann es zu unangenehmen Temperaturschwankungen kommen, die Bänke werden rutschig und zu heiß. Ebenso kann das Öl zu erheblichen Hautreizungen führen. Dies gilt für alle Reiniger, die Zitrusaromen enthalten. Wenn Sie Reinigungsmittel benutzen, sollten diese nahezu geruchlos sein, da durch die Hitze eventuelle Düfte enorm verstärkt werden.

Saunasünden

Nun fairerweise gleich vorweg, in diesem geht es nicht darum, alles richtig und den Vorschriften entsprechend zu machen. Das scheitert bereits daran, dass es keine allgemein gültigen Vorschriften gibt.

Es gibt zwar von Sauna zu Sauna unterschiedliche Hausordnungen, an die man sich halten soll, und es gibt die Saunaregeln. Letztere stellen aber keine Vorschrift im eigentlichen Sinn dar, sondern gelten lediglich als Empfehlung für Ihren Saunabesuch. Nichtsdestotrotz gibt es einige Fettnäpfchen, in die der unerfahrene Saunaneuling treten kann. Wer will sich schon beim ersten Saunabesuch wegen einer kleinen Saunasünde bei den Stammgästen so richtig unbeliebt machen.

Meist ist es egal, ob Sie in einer öffentlichen Sauna oder im privaten Bereich saunieren. Sie sollten einige Verhaltensregeln beachten, um Ihren Saunagang zu genießen und ihn auf angenehme Art und Weise zum unvergesslichen Erlebnis zu machen. Meist gilt es einfach die eigene Freiheit nur so weit auszunutzen, dass Sie die Freiheit der anderen Saunagäste nicht beeinträchtigen.

Leider gibt es oft Unsitten, die von den Stammgästen der Sauna mit der Zeit eingeführt wurden. Sie sollten diese Unsitten nicht unbedingt übernehmen, auch wenn Sie in mancher Sauna bereits so etwas wie Brauchtum geworden sind. So habe ich von einer Saunarunde erfahren, die in der öffentlichen Sauna am Sonntagvormittag einen Stammtisch abhält, mit einem Fass Bier und einer Jause. Das Ganze spielt sich allerdings (Sie werden es kaum fassen) in der Saunakabine ab. Auch wenn das dort geduldet ist, so kann man sich meiner Meinung nach an solchem Verhalten kein Vorbild nehmen.

Sport in der Sauna: Verwechseln Sie die Saunakammer nicht mit dem Fitnesscenter. Sport ist gesund und empfehlenswert – aber nicht in der Saunakammer. Machen Sie Ihren Saunagang nach dem Sport. Sport und Saunabaden zu kombinieren, funktioniert nicht und ist auch nicht gesund. So habe ich jemanden in der Saunakammer Liegestütze machen sehen: mit hochrotem Kopf und laut schnaufend auf der mittleren Bank. Daraufhin angesprochen, meinte er: „Es tut mir gut und ich fühle mich wohl dabei, was soll es mir also schaden." Jeder soll tun, was er für richtig hält, das ist schon klar, aber diese Art von Sport kann meiner Meinung nach dem Körper nicht guttun, die Belastung ist zu hoch.

Sauna mit vollem Magen: Gehen Sie nicht mit vollem Magen in die Sauna. Wenn Sie viel gegessen haben, ist Ihr Körper mit der Verdauung beschäftigt und der Saunagang strengt Sie zu sehr an. Warten Sie zumindest zwei Stunden, bevor Sie in die Sauna gehen. Aber auch mit knurrendem Magen ist es nicht empfehlenswert, in die Sauna zu gehen. Nehmen Sie wie immer den goldenen Mittelweg. Essen Sie vor der Sauna eine leichte Mahlzeit und Ihr Körper wird es Ihnen danken.

Badeschlapfen in der Saunakabine: Grundsätzlich haben Badeschlapfen oder Badeschuhe in der Saunakabine nichts verloren. Ziehen Sie diese vor der Saunakabine aus und stellen Sie diese so auf die Seite, dass möglichst keine anderen Badegäste darüberfallen. Das gilt umso mehr, wenn in der Saunakabine ein Holzboden ist. Sehr oft sieht man jedoch (insbesondere bei Fliesenboden), dass es bereits eingebürgert ist, die Saunaschlapfen erst in der Saunakabine auszuziehen. Wenn es nun alle so handhaben, dann können Sie das auch beruhigt machen. Stellen Sie aber auch in der Saunakabine Ihre Badeschlapfen in eine Ecke oder an den Rand, damit möglichst niemand darüber stolpert. Unter den Saunaofen sollten Sie Ihre Badeschlapfen aber nicht stellen. Dort werden diese nämlich unangenehm warm. (Ich konnte schon mal so einen Pechvogel hüpfend und fluchend die Saunakabine verlassen sehen.) Aber auch wenn es Brauch ist, die Badeschlapfen erst in der Saunakabine auszuziehen, auf den Holzbänken haben diese nichts verloren.

Badekleidung in der Sauna: Wenn Sie sich so richtig unbeliebt machen wollen, dann gehen Sie mit Ihrer Badehose oder Ihrem Badeanzug in die Saunakabine. Badebekleidung hat in der Sauna nichts verloren. Zum einen benötigt man in der Sauna trockene Luft und der Dampf, der aus der Badebekleidung steigt, stört dabei. Zum anderen werden die Textilien teilweise unangenehm heiß am

Körper. Wenn Sie nicht nackt in der Sauna sitzen wollen, wickeln Sie sich ein trockenes Handtuch um.

Nasse Handtücher in der Sauna: Immer wieder kommen lustige Zeitgenossen auf die Idee, ihre vom Baden nassen Handtücher in der Sauna zu trocknen. Verzichten Sie auf diese Unsitte. Wie oben schon erwähnt, benötigt man in der Sauna trockene Luft. Das Gleiche gilt auch für besonders Schlaue, die ihr Handtuch während des Lüftungsvorgangs in der Saunakabine „vergessen" und sich so einen Platz reservieren möchten. Beim Lüften soll nach dem Aufguss die Luftfeuchtigkeit gesenkt werden, was durch das Trocknen des Handtuchs erschwert wird.

Essen und trinken in der Sauna: Nehmen Sie kein Essen oder Getränke mit in die Saunakabine. Es sollte wohl jedem einleuchten, dass dies eine Unsitte ist. Dennoch sieht man immer wieder Saunagäste, die meinen, ihre Wurstsemmel in der Sauna essen zu müssen.

Saunatür offen lassen oder hin und her laufen: Beim Betreten der Saunakabine sollte die Tür nur möglichst kurz offen sein, damit nicht zu viel Wärme verloren geht. Öffnen Sie daher die Tür, gehen Sie zügig hinein und schließen Sie die Tür rasch wieder. Sollte der seltene Fall eintreten, dass kein Platz mehr frei ist und das von außen dieser Umstand nicht erkennbar war, dann verlassen Sie die Saunakabine wieder genauso zügig. Nichts ist lästiger als Saunagäste, die bei offener Tür in aller Ruhe schauen, ob es einen Sitzplatz für sie gibt und dann womöglich noch einen Bekannten entdecken und mit dem ein kleines Schwätzchen anfangen. Es gibt auch diese unangenehmen Zeitgenossen, die meinen, sie müssen immer hin und her laufen. Weil es in der Saunakabine zu heiß ist, draußen aber wieder zu kalt. Falls Ihnen zu heiß wird, verlassen Sie die Sauna und bleiben Sie auch draußen bis zum nächsten Saunagang.

Schweiß in der Sauna: In der Sauna werden Sie schwitzen, das ist ja auch der Sinn der Sache. Bei dem einen fließt der Schweiß in Strömen, Sie können es fast plätschern hören. Beim anderen wiederum werden nur wenige kleine Tropfen auf der Haut sichtbar.

Aber Schweißbildung wird jeder haben. Sorgen Sie also dafür, dass der Schweiß nur auf Ihrem Handtuch landet und sonst nirgendwo. Es gibt nichts Schlimmeres als Saunagäste, die ihren Schweiß durch Abstreifen in der Saunakabine verspritzen und auf die anderen Gäste verteilen, einige sogar mit einer eigenen Holzspachtel. Lassen Sie diese Unsitte sein. Wenn Sie schon Ihren Schweiß abstreifen, dann langsam und wie gesagt auf Ihr Handtuch.

Nackt in der Sauna: Verstehen Sie mich jetzt nicht falsch. Es spricht natürlich nichts dagegen, nackt in die Sauna zu gehen, im Gegenteil. Unbeliebt machen Sie sich aber in der gemischten Sauna, wenn Sie Einblicke auf Körperteile gewähren, die normalerweise verhüllt sind. Kann sein, dass Sie sich nichts dabei denken und einfach ein ungezwungener Mensch sind, aber anderen könnte das peinlich sein. Nehmen Sie keine Position auf der Saunabank ein, bei der das Hinterteil höher ist als der Rest Ihres Körpers, und auch weit gespreizte Beine haben in der Sauna nichts verloren. (Beides leider schon erlebt.) In der reinen Männersauna bzw. Damensauna können Sie sich natürlich ungezwungener benehmen als in der gemischten Sauna. Nehmen Sie bitte eine Sitzposition ein, die andere nicht vor den Kopf stößt.

Handtuch in der Sauna: Das Handtuch, auf dem Sie in der Sauna sitzen oder liegen, sollte so groß sein, dass Sie nicht mit dem Holz der Saunabänke in Berührung kommen und kein Schweiß auf das Holz tropfen kann. Das Handtuch sollte trocken sein, wie bereits weiter oben erwähnt. Achten Sie beim Erklettern der Saunabänke darauf, dass Sie nicht über die Handtücher der anderen Gäste spazieren. Auch wenn Sie die saubersten Füße der Welt haben, wird der Handtuchbesitzer darüber nicht erfreut sein.

Anzahl der Saunabesuche: Als Regel gilt, dass drei Saunabesuche gesund und sinnvoll sind. Wenn Sie mehr als drei Saunabesuche machen, belasten Sie Ihren Körper und bekommen dafür keinen Zusatznutzen. Die Haut wird nicht besser gereinigt, auch der Entgiftungsprozess wird nicht zusätzlich angeregt und Sie können sich bei den zusätzlichen Saunagängen auch nicht mehr so gut entspannen. Nutzen Sie lieber die Zeit für Ruhepausen und für die Abkühlung. Sie werden merken, dass Sie davon mehr haben.

Man hört immer wieder von Hartgesottenen, die damit prahlen, fünf oder sechs Aufgüsse gemacht zu haben. Aber worin bestand eigentlich deren Leistung?

Lärm in der Saunakabine: Vermeiden Sie Lärm in der Saunakabine, die anderen Saunagäste werden Ihnen dankbar sein. Die Sauna ist ein Ort der Entspannung und Erholung und dazu ist nun mal Ruhe notwendig. Es spricht natürlich nichts gegen eine Unterhaltung im gemäßigten Ton, aber lautstarke Diskussionen, Schreien und das Singen von Volksliedern haben in der Saunakabine nichts verloren.

Lärm im Ruhebereich: Was für die Saunakabine gilt, gilt natürlich auch für den Ruhebereich. Dort wollen sich die Gäste und natürlich auch Sie entspannen, sich ausruhen, sich vom Stress des Alltags befreien. Dazu ist Ruhe notwendig, und Lärm sowie lautes Gähnen, Stöhnen und dgl. ist nicht angemessen für den Ruhebereich.

Dauerheizen in der Sauna

Zuerst möchte ich kurz erklären, was ich unter Dauerheizen in der Sauna verstehe. Ich meine damit den Vorgang, bei dem der Saunaofen zu Beginn des Saunierens eingeschaltet wird und erst bei Ende des Saunierens (nach mehreren Schwitzvorgängen) wieder ausgeschaltet wird.

Diese Art, die Sauna zu heizen bekommen Sie sogar teilweise bei einigen Fachhändlern empfohlen, welche mit diesem Argument einen schwächeren Ofen rechtfertigen möchten. Es wird Ihnen dann erklärt, dass ein schwächerer Ofen kein Problem darstellt, weil er nur etwas länger braucht, bis die Saunatemperatur erreicht ist, aber dieser Ofen die Saunatemperatur leicht halten kann. Auch in Hotels oder Fitnessclubs habe ich diese Praxis schon des Öfteren erlebt.

Ist die eingestellte Temperatur erst einmal erreicht, wird sie dann konstant gehalten und genau hier sehe ich das Problem. Beim ersten Saunagang haben Sie dann eine Aufheizphase und Ihr Körper kann sich an das Steigen der Temperatur gewöhnen.

Jedoch ab dem zweiten Saunagang betreten Sie die voll aufgeheizte Saunakabine und Ihr Körper hat keine Zeit mehr, sich auf die hohe Temperatur einzustellen. Saunaprofis bezeichnen diese Art des Saunierens auch gerne als „Panzer".

Bei einem „Panzer" wird dieser Umstand bewusst genutzt. Die Profis kühlen sich dann sehr gut ab, gehen in die voll beheizte Saunakammer, bleiben einige Zeit darin, verlassen die Kabine wieder, um sich abzukühlen. Dieser Vorgang wird einige Male wiederholt. Da diese Art zu saunieren aber sehr kreislaufbelastend ist, würde ich Ihnen von so einem „Panzer" aber abraten.

Lüften Sie lieber die Saunakabine zwischen den Saunagängen gut durch und schalten Sie den Ofen zwischendurch ab, oder drehen Sie die Temperatur zurück, damit Sie in den Genuss einer Aufheizphase kommen. Nur so kann sich Ihr Körper auf die steigende Temperatur einstellen.

Bestehen Sie auch in Hotels oder Sportanlagen, in welchen „dauergeheizt" wird, auf dieses Lüften und Wieder-Aufheizen. Erklären Sie es anderen Gästen. Die meisten werden einverstanden sein, wenn gelüftet wird. Ihr Kreislauf und Ihre Gesundheit werden es Ihnen danken.

Quästen

Für uns Österreicher wirkt es zuweilen etwas befremdlich, wenn wir sehen, wie sich Finnen in der Sauna selbst oder gegenseitig mit Birkenreisig auf den Körper schlagen. Dabei ist das Quästen ein alter Saunabrauch, der in Finnland und auch in der russischen Banja sehr beliebt ist.

Dieser Vorgang ist auch nicht schmerzhaft, wie man im ersten Moment annehmen könnte, sondern gleicht eher einer Massage und ist durchaus angenehm und anregend. Vorausgesetzt natürlich, Sie verwenden für das Quästen frische Birkenzweige oder Sie weichen das Birkenreisig vor Gebrauch längere Zeit im Wasser ein.

Nur dann sind die Birkenbüschel weich und geschmeidig genug für unsere Zwecke. Es ist auch notwendig, dass auf dem Birkenreisig Blätter sind. Sich mit den Ruten ohne Blätter den Körper abzuschlagen wäre sicher schmerzhaft. Die Blätter erfüllen auch noch einen zweiten Zweck, denn sie verströmen beim Quästen einen milden, angenehmen Geruch nach Birke in der Sauna.

Wenn es nach den Finnen geht, dann darf sowieso kein anderer Geruch als der von Birkenblättern in der Sauna duften. Aromadüfte sind streng verpönt. In Deutschland oder Österreich wird das weniger streng gehandhabt. Hier wird eine Vielzahl an Aromaölen und Saunadüften verwendet.

Was ist aber nun der Sinn des Quästens? Denn neben dem guten Duft wird es wohl einen Zweck haben, sich dieses Birkenreisig auf den Körper zu schlagen:

Indem Sie von den Fußsohlen beginnend den Körper aufwärts quästen, verbessern Sie Ihre Blutzirkulation und verwirbeln die kühlere Luft, die sich als Luftpolster über der Haut gebildet hat. Durch die verbesserte Durchblutung und dadurch, dass zusätzliche heiße Luft an die Haut herangeführt wird, schwitzen Sie noch stärker und noch besser in der Sauna.

Aber Vorsicht: Die Sauna wird durch das Quästen um einiges anstrengender. Sie sollten schon etwas abgehärtet sein, wenn Sie das Quästen probieren möchten.

Sauerstoffgehalt in der Sauna

Manche Saunabesucher klagen über schlechte Luft in der Sauna. Einigen fällt das Atmen schwer und manch einer vermutet geringeren Sauerstoffanteil in der Saunaluft.

Ist der Sauerstoffanteil in der Sauna wirklich geringer, bekommt man in der Sauna schlechter Luft? Ich bin diesen Fragen nachgegangen und habe etwas recherchiert.

Die Luft in der Sauna wird ja sehr stark erhitzt und dehnt sich infolge dieser Erhitzung extrem aus. Darum ist heiße Luft auch dünner als kalte Luft und enthält daher auch anteilsmäßig weniger Sauerstoff. Vergleichsmessungen haben ergeben, dass der Sauerstoffgehalt in der Saunakabine auf der oberen Saunabank in etwa vergleichbar ist mit dem, den Sie auf ca. 2000 Metern Höhe finden. Jeder Bergsteiger und Wanderer kennt also diesen Sauerstoffgehalt bereits – zumindest vom Gefühl her.

Da Sie in der Sauna jedoch entspannt liegen und sich nicht anstrengen, benötigt Ihr Körper dementsprechend weniger Sauerstoff, als wenn Sie in den Bergen wandern, und die dünne Luft in der Sauna ist völlig ausreichend.

Unter Wärmeeinfluss nimmt das Blut weniger Sauerstoff aus den Lungen auf und gibt auch weniger an das Gewebe ab. Darauf erfolgt eine vorübergehende kleine Sauerstoffverminderung im Blut. Jedoch ist der Aufenthalt in der Sauna derart kurz, dass dieser Umstand für einen gesunden Menschen ohne Folgen bleibt, wie die Erfahrungen mit der finnischen Sauna seit Jahrhunderten zeigen.

Obwohl Sie in der Sauna weniger Sauerstoff benötigen, haben die Hersteller von Saunakabinen bereits auf diesen Umstand reagiert und bieten bereits die sogenannte Sauerstoffsauna an. Diese zusätzliche Versorgung mit Sauerstoff wird inzwischen (vor allem von älteren Menschen) hochgeschätzt. Wenngleich es auch etwas gewöhnungsbedürftig ist, wenn man nur die klassische finnische Sauna kennt.

Man hört auch öfter die Vermutung, dass der Aufenthalt in der Sauna ähnlich dem Aufenthalt in den Bergen ist. Da die Luft weniger Sauerstoff enthält, bildet der Körper nach einiger Zeit mehr rote Blutkörperchen, um den Körper wieder ausreichend zu versorgen. Diesen Effekt nutzen Sportler, indem sie in großer Höhe trainieren und dann auf der Ebene bessere Leistungen erzielen.

Leider tritt dieser Effekt aber erst nach zwei bis drei Tagen auf. Da Sie sich in der Sauna gewöhnlich nicht so lange aufhalten, werden Sie von diesem Effekt nichts bemerken.

Viele verwechseln auch den Effekt, den die heiße Luft beim Atmen hat, mit dem schwächeren Sauerstoffanteil. Wer die Sauna nicht gewöhnt ist, dem fällt es manchmal anfangs etwas schwer, wegen der aufgeheizten Luft gleichmäßig zu atmen, weil es in Nase oder Mund brennt. Versuchen Sie sich langsam an die Temperatur zu gewöhnen und atmen Sie so gleichmäßig und normal wie möglich. Meist gewöhnen Sie sich schnell an die heiße Luft und diese Atemprobleme haben nichts mit einem schwächeren Sauerstoffanteil zu tun.

Sauna auch im Sommer

Der Gang in die Sauna wird an warmen Tagen bzw. im Sommer oft vernachlässigt oder als überflüssig abgetan. Dabei ist der Saunabesuch nicht nur ein gutes Hitzetraining. Das Abwehrsystem lässt sich auch an warmen Tagen durch die Sauna ankurbeln. Schließlich ist die Saunawärme eine ganz andere als die eines heißen Tages.

Die Wärme der Sauna ist außerdem viel gesünder als die Hitze des Sonnenlichtes. Hier können keine gefährlichen Hautverbrennungen entstehen oder andere negativen Einflüsse von UV-Strahlen wirken. Der Wechsel von heiß und kalt – das extreme Schwitzen in der Sauna und das Abkühlen im Wasser – belebt außerdem den Körper und den Geist. Ein weiterer Grund, sich bei warmen und schwülen Tagen einen Saunabesuch zu gönnen. Die Wechselreize härten den Körper auch dann ab.

Das Abhärten kann wiederum dazu führen, dass eine Sommergrippe vermieden wird. Die Sommertemperaturen fordern keine Reaktion der Blutgefäße. Kommt es dann zu einer Abkühlung, beispielsweise durch die Klimaanlage oder einen Ventilator, kann es zu einer Unterkühlung kommen – das führt wiederum zu einer Erkältung. Regelmäßige Saunagänge fordern durch die wechselnden Temperaturen die Gefäße, das trainiert und beugt vor.

Die trockene Luft in der Sauna kann vor allem bei schwül-warmen Tagen angenehm sein, erst recht für Menschen, die Probleme bei solch einem Wetter bekommen. In der Sauna lässt sich angenehm schwitzen, das härtet gegen Hitzewellen ab. Außerdem kann im warmen Nächten durch den Saunaeffekt besser geschlafen werden.

Trotz aller positiven Effekte: Einige Menschen sollen vorsichtig mit zusätzlicher Hitze durch die Sauna im Sommer sein. So sollten Ältere und herzkranke Menschen, genauso wie Menschen mit schweren Durchblutungsstörungen die Hitze nicht übertreiben. Wenn der Körper schon geschwächt ist, kann es zu einer zusätzlichen Belastung durch Saunagänge kommen. Grundsätzlich gilt: Sie sollten sich immer wohlfühlen beim Saunieren! Das gilt übrigens auch für Schwangere.

Auch gesunde Menschen sollten einige Regeln einhalten. Das Wichtigste ist, neben dem Wohlfühlen, dass das Saunieren nicht übertrieben wird. So soll ein Gang nicht länger als 20 Minuten dauern. Die anschließende Abkühlung kann dafür ausgiebig sein. Damit der Erholungseffekt groß ist, können die Ruhepausen ruhig eine Länge bis 30 Minuten haben. Wichtig, nicht nur an warmen Tagen: ausreichend trinken! Die verlorene Flüssigkeit muss aufgefüllt werden. Am besten mit Wasser, Tee oder verdünnten Fruchtsäften.

Ein letzter Tipp: Wer einen Urlaub in einer warmen Region plant, der kann durch regelmäßige Saunagänge den Körper (die Schweißdrüsen) auf die Hitze vorbereiten. Allerdings ist unser Körper an Temperaturen über 35° C nicht gewöhnt, da hilft wohl auch kein Saunieren.

Saunatrends

In den meisten Bereichen des Lebens sind Modeerscheinungen vorherrschend und richtunggebend für die weitere Entwicklung und die Wirtschaft. Doch nicht nur in der Modebranche oder im Nahrungsmittelsektor, nein, auch beim Saunieren lassen sich gewisse Trends erkennen. Neben dem Reinigen des Körpers und dem Wohlbefinden stehen zunehmend andere Aspekte im Vordergrund. Über den aktuellen Stand der Entwicklungen möchte ich kurz berichten.

Sauna als Erlebnis: Besonders in Hotels und Spa-Zentren ist ein Trend hin zum Außergewöhnlichen und Besonderen erkennbar. Das in sich gekehrte Schwitzen in dunklen Holzhütten ist zwar noch nicht verschwunden, wird aber zunehmend von erlebnisorientierten Saunen abgelöst. Generell werden die Wellnessbereiche baulich immer aufwendiger gestaltet, sei es durch Grotten und Höhlen, Strand- und Dschungelthemen oder Glasfronten vor atemberaubenden Panoramen. In puncto Sauna setzen die Betreiber auf verschiedene Rituale und Aufgüsse sowie Events, die das Saunieren zum Erlebnis werden lassen. Wer das Spezielle sucht und gleichzeitig auf Altbewährtes setzt, der kann nach finnischem bzw. russischem Vorbild Büschel aus Birkenzweigen mitnehmen und den Körper damit abklopfen.

Diese Büschel sind im Gegensatz zu Ruten nicht entblättert und erzeugen somit keinen Schmerz auf der Haut, sondern regen sanft die Blutzirkulation an. Im Sommer werden oft frische Zweige verwendet, im Winter dagegen meist getrocknete – Letztere werden vorm Schwitzen in warmem Wasser aufgeweicht. Der so entstandene „Sud" kann danach als aromatischer Aufguss verwendet werden.

Relaxen mit allen Sinnen: Die Symbiose verschiedenster Sinneswahrnehmungen ist das, was bei Kunden sehr hoch im Kurs steht. Je mehr Sinne gereizt werden, umso spannender und erfüllender ist ein Saunabesuch für den Gast von heute. Die Vielfalt der Schwitzbäder, die verschiedenen Materialien und Düfte, Klänge, Beleuchtungselemente oder Optiken machen die Sauna zum

Erlebnis. Außerdem sind kostenlose Beigaben wie Obst, Erfrischungsgetränke oder Spa-Utensilien à la Honig und Salz besonders beliebt. Sie verstärken den belebenden und vitalisierenden Effekt und laden dazu ein, sich neben dem Schwitzen noch anderweitig zu erfrischen, beispielsweise durch Peeling oder Einreiben.

Entspannen – indoor und doch in der Natur: Schon lange gibt es Hotels und Spa-Bereiche, die wunderbar gelegen sind und sich fantastische Ausblicke (auf Seen, Berge usw.) zunutze machen. Ein Trend zeichnet sich jedoch erst in den letzten Jahren ab. Nun greifen auch Saunabetreiber, die nicht auf echte Landschaften zurückgreifen können, immer öfter zu Naturmaterialien, Nachbildungen oder Leinwänden. Saunen werden in Form von Höhlen gestaltet, Sternenhimmel werden eingearbeitet oder Leinwände aufgespannt, um einen großartigen Ausblick über das Land zu simulieren.

Doch nicht nur für die Augen, nein, auch für Nase und Ohren gibt es den „Outdoor"-Effekt immer öfter. Vogelgezwitscher oder das Plätschern eines Baches können in die Sauna eingespielt werden. Gerne werden nun möglichst natürliche Materialien verwendet, beispielsweise Kiefernholz mit seinem harzigen Geruch, aber auch Salz oder Stein.

Entertainment: Reden ist Silber, Schweigen ist Gold. So lautet das Motto der meisten Saunabesucher. Doch immer mehr ist ein Trend zur Unterhaltung sichtbar, oft nicht nur durch Plaudern, sondern durch den Saunameister oder – ganz neu – durch hochmoderne Entertainment-Systeme. Es gibt sogar schon Schwitzbäder, die Theateraufführungen oder Musikstücke ins Saunaerlebnis mit einfließen lassen.

Ruhe- und Energieräume: Ein Trend, den ich besonders gerne mag, sind die Ruheräume. Jeder große Spa-Bereich besitzt solche, und sie sind auch nicht wirklich neu. Ausreichende Ruhezeiten sind beim Saunieren wichtig, und ich liebe es, mich nach einem Saunagang zu entspannen. Neuer ist die Idee der Energieräume, in denen durch die Erzeugung eines besonderen Klimas, oft durch Zugabe von Salz-

Aerosolen oder Sauerstoff, dem Organismus wieder Energie zugeführt werden soll.

Infrarotkabinen: Infrarotkabinen erfreuen sich immer größerer Beliebtheit. Mittlerweile bieten sie viele Spa-Bereiche wieder an, um durch die Lichtstrahlen Hautkrankheiten zu behandeln und Verspannungen zu lösen.

Bekleidung: Immer mehr Menschen wollen die Schwitzbäder besuchen, ohne dabei FKK zu betreiben. Besonders wo verschiedene Kulturen und Religionen zusammentreffen, ist Kleidung ein wichtiges Thema. Manche Spa-Bereiche bieten einen FKK- und einen „Bekleideten"-Bereich. Zunehmender Beliebtheit erfreut sich auch spezielle Saunakleidung, wie Shorts, Tücher und Mützen.

Sauna und Sport

Egal ob Sport Ihr Hobby ist oder Sie eine Sportart als Profi ausüben – ein Besuch der Sauna nach dem Sport empfiehlt sich allemal. Das liegt zum einen daran, dass Saunieren einen positiven Einfluss auf die Regeneration hat, und zum anderen daran, dass die Durchblutung und der Stoffwechsel gefördert werden.

Durch den gesteigerten Stoffwechsel und das Schwitzen können Schadstoffe schneller abgebaut werden, was einen positiven Einfluss auf die Regeneration hat. Die verbesserte Durchblutung löst dann Muskelverspannungen und Muskelkater kann verhindert werden.

Saunieren kann auch zu einer Verbesserung bei Muskelverletzungen führen – zumindest können sie schneller abheilen. Der Grund dafür liegt an den durch die Wärme geweiteten Blutgefäßen. Dies hat ungefähr so einen Effekt wie ein leichtes und heilsames Fieber: Die Körpertemperatur steigt um ungefähr ein Grad, der Körper reagiert mit Schwitzen, was Giftstoffe aus den Körper schwemmt. Durch das Abkühlen nach den einzelnen Gängen wird die Temperatur wieder gesenkt. Das „Hin und Her" sorgt dafür, dass der Stoffwechsel „trainiert" wird und damit die Regeneration. Der Wechsel zwischen warm und kalt hat auch einen positiven Effekt auf das Immunsystem – es wird gestärkt. Eine Erkältung lässt sich mit regelmäßigen Gängen in die Sauna also auch noch vermeiden.

Durch die Durchblutung und die damit verbundene Gefäßerweiterung hat das Saunieren auch einen positiven Effekt auf das Herz-Kreislauf-System. Natürlich kann es kein spezielles Training ersetzen, der Reiz auf den Herzmuskel ist viel zu gering, die Kombination aus Sport und Sauna trägt aber auf jeden Fall dazu bei. Ein weiterer Schutz des Herz-Kreislauf-Systems liegt an der psychischen Entspannung durch die Sauna (Stressabbau). Wer körperlich und psychisch entspannt ist, der geht leichter durch das Leben, kann besser schlafen und ist ausgeruhter. Um alle positiven Effekte nutzen zu können, sollte regelmäßig sauniert werden, das heißt mindestens einmal die Woche.

Beim Saunabesuch nach dem Sport sollte bedacht werden, dass wahrscheinlich schon während der Sporteinheit viel Schweiß verloren worden ist. Es ist darum ratsam, vor dem Saunagang den Wasserhaushalt wieder aufzufüllen. Aber nicht übertreiben! Mit einem vollen Bauch ist das Saunieren weniger angenehm.

Hilft Sauna gegen Stress?

Es ist inzwischen allgemein bekannt, dass innere Zustände den äußeren beeinflussen. Natürlich funktioniert dieser Mechanismus auch umgekehrt. Wenn Sie sich gestresst fühlen und einen Moment in sich hineinhören, werden Sie feststellen, dass Ihr Körper verspannt ist. Umgekehrt werden Sie es nicht schaffen, die Empfindung „Stress" in sich wachzurufen, wenn Sie körperlich vollkommen entspannt sind. Mentalen oder emotionalen Stress loszulassen ist den meisten Menschen unter Dauerbelastung nicht mehr möglich. Ein physischer Ansatz ist hier Stressabbau mit Sauna. Durch die intensiven Wärme- und Kältereize, welche die Sauna und Kaltguss im Wechsel auslösen, wird die Durchblutung angeregt. Es findet eine Art „interne Massage" statt, da die Wärme in der Sauna die Gefäße weitet, die plötzliche Kälte beim Abkühlen sie ruckartig zusammenzieht. So werden die angespannten Muskeln quasi erinnert, dass sie sich auch entspannen können. Indem Ihr Körper also auf ein hohes Maß an Aktivität gebracht wird, lernt er wieder zu lockern.

Auf diese Weise wird nicht nur physische Anspannung, sondern auch innerer Stress abgebaut. Zwischen innerer und äußerer Anspannung entsteht eine Art Teufelskreis. Wenn Sie innerlich ständig angespannt sind – Stress ist das englische Wort für Anspannung –, bleibt auch Ihr Körper ständig unter Druck, da dieser Mechanismus als Antwort auf Bedrohung gedacht war, der Mensch also fähig sein musste, zu kämpfen oder zu flüchten. Da nun aber der Stress in unserer heutigen Gesellschaft meist nicht mit Kampf oder Flucht bewältigt werden kann, bleibt die Spannung im Nervensystem.

Anpassungsfähigkeit – Segen und Fluch zugleich: Das menschliche Nervensystem ist extrem anpassungs- und lernfähig. Um dies gewährleisten zu können, „vergisst" es auch schnell wieder. So ist einer der Gründe für Dauerstress, dass das Nervensystem die Anspannung als Normalität anzunehmen beginnt und regelrecht vergisst, dass es auch Entspannung gibt. Es braucht dann Impulse von außen, die dann Entspannung erzeugen, sodass sich der Körper wieder erinnern kann. Hier liegt der Schlüssel zum Stressabbau mit

Sauna. In der Wärme entspannen sich die Muskeln. Da nur allmählich aufgebaute Spannung gehalten werden kann, führt der Kälteguss zur sofortigen Spannung und Entspannung der Muskeln. Auf diese Weise können Sie mit mehreren Saunagängen Ihre Muskelspannung erheblich absenken. Durch den Abbau der Stresshormone im Körper kann Müdigkeit wieder einsetzen und Sie finden erholsamen Schlaf. Sie haben mehr Energie zur Verfügung und müssen diese nicht mehr durch Anspannung und Ausnahmezustand erzeugen.

Sauna im Eigenheim (Sauna-Selbstbau)

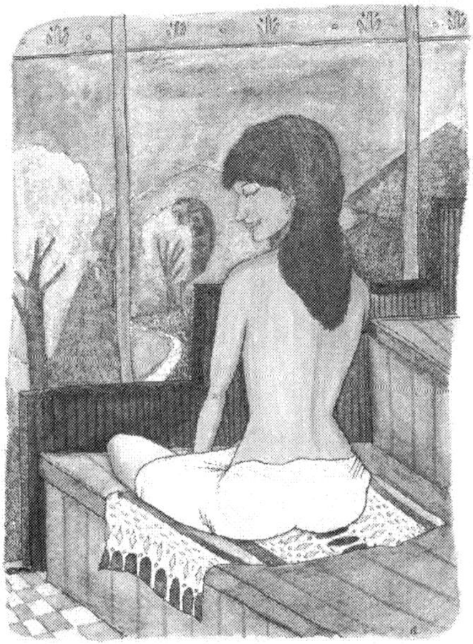

Planung

Eine eigene kleine Sauna im Haus oder der Wohnung zu haben ist wohl der Wunsch und das Ziel vieler in unserer hektischen Zeit. Ihr Haus, Ihr Grundstück oder auch Ihre Wohnung bieten den Platz für so eine kleine Familiensauna. Jedoch sollte die Planung sehr sorgfältig durchgeführt werden. Eine Sauna-Anlage ist zumeist fix eingebaut und kann später nicht mehr so einfach umgebaut oder ausgebaut werden. Ein späterer Umbau wird sich mit sehr hohen Kosten zu Buche schlagen. Ich empfehle zu Beginn der Planung und auch im weiteren Verlauf der Saunaplanung, immer wieder mit aktiven Saunabesuchern oder mit Besitzern von Heimsauna-Anlagen zu sprechen. Hier können Sie von deren Erfahrung profitieren und diese in Ihre eigenen Pläne einfließen lassen. So vermeiden Sie Fehler, die vielleicht von anderen bereits gemacht wurden.

Wenn Sie die Sauna als Familiensauna planen, so darf auch ein Gespräch im Familienrat nicht fehlen. Besprechen Sie bereits zu Beginn der Planung:

Wie viele Personen werden später die Sauna benutzen und wie oft wird die Sauna genutzt werden? Bedenken Sie auch, dass in Ihrer anfänglichen Euphorie diese Werte meist zu hoch eingeschätzt werden. Anfangs werden alle begeistert sein und die Sauna jeden Tag benutzen wollen. Dieser Zustand verfliegt aber meist sehr schnell und es kehrt der Alltag auch ins Saunaleben ein. Normalerweise werden private Sauna-Anlagen zumeist für zwei bis vier Personen gebaut. Größere Anlagen sind nicht nur in der Anschaffung teuer, sondern auch die laufenden Betriebskosten werden unwirtschaftlich sein. Wenn Sie mit dem Gedanken spielen, Freunde in die Heimsauna einzuladen, gehen Sie davon aus, dass dies eher die Ausnahme denn die Regel sein wird.

Überlegen Sie sich den Standort für Ihre Sauna gut. Soll diese im Keller oder im Obergeschoss sein? Kann eventuell ein bereits vorhandenes Badezimmer integriert werden? Halten Sie die Wege ins Freie und zur Dusche kurz und denken Sie an die hohe

Luftfeuchtigkeit, welche Sie auch wieder aus der Sauna bekommen müssen.

Verwenden Sie genügend Zeit für Ihren Saunaplan. Sie werden es zu schätzen wissen. Je detaillierter der Saunaplan ist, desto einfacher wird es sein, Ihre Stückliste zu erstellen und daraus Ihre Einkaufsliste zu basteln.

Wenn Sie den passenden Saunaraum bereits gefunden haben, dann sind die räumlichen Gegebenheiten ja schon vorgegeben. Zeichnen Sie diese auf einem Blatt Papier ein. Wichtig ist vor allem die Tür, die in den Saunaraum führt. (Geht diese nach innen oder nach außen auf?) Zeichnen Sie auch etwaige Fenster ein. Diese sind später wichtig für die Lüftung. Falls Sie beabsichtigen, eine Dusche im Saunaraum unterzubringen, sollten Sie auch dafür genügend Platz vorsehen und dabei beachten, dass die Dusche von der Saunakabine getrennt sein muss.

Sie müssen also entweder eine Wand zwischen Dusche und Saunakabine aufziehen, oder sich für eine geschlossene Duschkabine entscheiden.

Nun planen Sie in dem übrig gebliebenen Platz Ihre Saunakabine. Achten Sie dabei vor allem darauf, dass die Länge der Saunakabine innen (je nach Körpergröße) mindestens 2,10 Meter sein sollte, damit Sie sich später auf den Bänken bequem hinlegen können.

Rechnen Sie als Wandstärke für die Kabine zumindest sechs Zentimeter oder etwas mehr. Außerdem darf die Saunakabine nicht an der Wand des Saunaraums anstehen. Es muss ein Abstand von mindestens 15 Zentimetern vorhanden sein, um eine ausreichende Hinterlüftung zu gewährleisten.

Schauen Sie sich fertige Saunakabinen an. Sie werden dabei Ideen für die platzsparende Anordnung der Saunabänke bekommen. Berücksichtigen Sie einen ausreichenden Platz für den Saunaofen und zeichnen Sie die Stromzuführung für den Ofen in den Plan ein. Falls Sie Probleme mit der Raumeinteilung und der Tür der Saunakabine haben, denken Sie daran, dass es auch die Möglichkeit eines Eckeinstiegs gibt.

Ich würde Ihnen empfehlen, die Saunatür, den Saunaofen und die Saunabänke bereits fertig zu kaufen. Die Saunabänke müssen Sie dann nur mehr ablängen und sparen sich viele Arbeit.

Standort

Wie bereits im Punkt Saunaplanung angeführt, gilt es rechtzeitig den geeigneten Standort für Ihre Sauna zu finden. Ob dieser Standort im Haus, im Garten, im Keller oder im Dachgeschoss ist, bleibt Nebensache. Wichtig ist es, Ihren Bedarf und die wichtigsten Kriterien auf einen Nenner zu bringen. Der Standort sollte an einem ruhigen Plätzchen sein. Schließlich wollen Sie sich in der Sauna entspannen. Dennoch muss der Standort gut erreichbar sein und die Wege zur Dusche und ins Freie sollten kurz bleiben.

Nehmen Sie aber für Ihre Sauna einen Raum, der attraktiv ist. Sie wollen sich doch entspannen und diesen Raum des Wohlfühlens gerne aufsuchen. Wenn Ihre Sauna in der Ecke einer zugeräumten Rumpelkammer steht, wird Ihnen Ihre Sauna keinen Spaß machen und Sie werden sie nicht nutzen. Wenn Sie einen Raum gefunden haben, der so gemütlich aussieht, dass Sie diesen auch gerne Ihren Besuchern zeigen, dann haben Sie die passende Auswahl getroffen. Überlegen Sie in Ruhe, welche Anschlüsse Sie benötigen und wo Sie diese Anschlüsse haben. Strom (am besten 380 Volt) benötigen Sie unbedingt für Ihre Saunakabine, außer Sie möchten statt des Elektro-Saunaofens einen Holzofen nutzen. Im zweiten Fall benötigen Sie aber dafür u.a. einen Kamin. Ob Sie auch einen Wasseranschluss und einen Ablauf benötigen, hängt davon ab, ob Sie einen Nassbereich zum Vorreinigen und Abkühlen in der Nähe Ihrer Sauna schaffen möchten oder ob Sie eventuell ein bereits vorhandenes Badezimmer in der Nähe haben, welches Sie für diesen Zweck nutzen können und wollen. Optimistische Menschen neigen dazu, zu sagen, dass alle Anschlüsse hergestellt werden können, wenn man nur will. Das sehe ich nicht so. Der Bau Ihrer Sauna sollte doch auf jeden Fall auch noch wirtschaftlich bleiben.

Sollte in Ihrem Haus oder in Ihrer Wohnung kein Platz für Ihre Sauna zu finden sein, bleibt auch noch der Garten, um Ihr Sauna-Selbstbauprojekt zu realisieren.

Bauweise

Sie haben bereits den Saunaraum und den Saunaplan. Nun wird es langsam Zeit, an die Kabine Ihres Selbstbauprojekts zu denken. Die Innenmaße und die Form haben Sie bereits im Saunaplan fixiert.

Nun sollten Sie darüber nachdenken, wie Sie die Saunawände und die Decke der Saunakabine fertigen möchten. Etabliert haben sich hier zwei gängige Varianten:

Die Saunakabine aus Vollholz, die sogenannte Massivsauna

Vollholz hat einige Vorteile, wenn Sie daran denken, sich einen kombinierten Saunaofen anzuschaffen, um eine finnische Sauna mit einem Sanarium (Biosauna) zu kombinieren. Im Vollholz kann sich Restfeuchte nicht so gut festsetzen und Sie brauchen bei diesem Modell keine Angst vor Schimmelbildung zu haben. Viele schwören auch, dass das Klima in einer Vollholzkabine besser ist als in anderen. Für den Aufbau einer Vollholzkabine benötigen Sie Nut-und-Feder-Bretter, die zumindest vier Zentimeter in der Stärke aufweisen sollten, wegen der Isolierung. Je stärker die Wand und die Decke nachher sind, desto besser, aber desto teurer wird auch das Material. Ich empfehle Ihnen unbedingt die Preise des Rohmaterials mit einem Sauna-Selbstbausatz zu vergleichen, da sehr oft das Rohmaterial bereits den Preis des Bausatzes übersteigt.

Die zweite Variante ist die gedämmte, man spricht hier auch von Elementsauna.

Hier bauen Sie mit Kanthölzern ein Gerüst der Saunakabine. Danach fertigen Sie die Innenseite der Sauna, indem Sie Nut-und-Feder-Bretter (ca. 10 Millimeter) auf das Gerüst nageln oder schrauben. Auf die Innenseite der Bretter kommt eine Folie als Dampfsperre. Darauf kommt eine Schicht Dämmmaterial. Hier müssen Sie unbedingt einen Dämmstoff nehmen, der Hitze verträgt, wie etwa Steinwolle oder Ähnliches. Bitte kein Styropor verwenden! Das Ganze erfolgt zumeist in Abschnitten, den Elementen.

Zuletzt bringen Sie auf der Außenseite des Gerüsts wieder eine Schicht Nut-und-Feder-Bretter auf. Die Saunawand ist nun in

Sandwichbauweise aufgebaut. Diese Form der Kabinen ist besser gedämmt als Vollholzkabinen und weist daher eine kürzere Aufheizzeit auf. Jedoch sollte nicht verschwiegen werden, dass der Aufbau schwieriger ist und es unbedingt vermieden werden muss, dass sich in der Wand Feuchtigkeit absetzt. Diese Saunakabinen sollten nach jedem Gebrauch mit 100° C ausgeheizt werden und sie sollten in einem sehr trockenen Raum stehen.

Lüftung

Wer sich mit Sauna-Selbstbau beschäftigt, macht sich zuerst und überwiegend Gedanken, wie er die Hitze und die Luftfeuchtigkeit in der Saunakabine erzeugen kann und verschwendet keine Gedanken an eine gute und frische Saunaluft. Die wenigsten denken zu diesem Zeitpunkt daran, dass die Sauna und auch der Saunaraum, in dem die Saunakabine steht, durch eine Saunalüftung belüftet werden müssen.

Irgendwie muss ja schließlich die Hitze und die Luftfeuchtigkeit wieder aus der Saunakabine und aus dem Saunaraum gebracht werden. Doch nicht nur das, die Luft wird durch den Saunagast während des Saunierens ja verbraucht, frische Luft muss für einen neuerlichen Schwitzgang unbedingt wieder zugeführt werden.

Bei der Saunakabine ist die Belüftung meist keine große technische Hürde. Wer einen Bausatz kauft, hat meistens schon unter der Tür und/oder in der Nähe des Saunaofens einen vorgesehenen Lüftungsschlitz für die Zuluft. Die Abluft wird in den meisten Fällen über einen Schieberegler auf der gegenüberliegenden Seite der Saunakabine geregelt.

Auf diese Weise kann frische Luft aus dem Saunaraum an der Unterseite der Saunakabine in das Innere der Kabine gelangen. Die frische Luft wird durch den Saunaofen erwärmt, steigt auf und reichert sich dabei mit Luftfeuchtigkeit an. Die derart angereicherte feuchte Luft wird schwerer und sinkt daher zu Boden und kann auf der gegenüberliegenden Seite durch eine Öffnung wieder aus der Saunakabine heraus in den Saunaraum gelangen. Die Austrittsöffnung können Sie in den meisten Fällen über einen Schieberegler kleiner oder größer machen.

Auf diese Weise kann die relative Luftfeuchtigkeit geregelt werden. Sollten Sie einmal das Problem haben, dass die Luftfeuchtigkeit in der Saunakabine über längere Zeit zu hoch ist, dann öffnen Sie die Abluftöffnung weiter.

Wie Sie nun erkennen können, müssen Sie aber dafür sorgen, dass genügend frische Luft im Saunaraum ist und Sie die verbrauchte feuchte Luft wieder aus dem Saunaraum herausbringen. Dafür haben sich zwei gegenüberliegende Fenster im Raum zur Querlüftung sehr bewährt, die Sie von Zeit zu Zeit öffnen.

Wer daran denkt, in seiner Heimsauna dies wie in der öffentlichen Sauna automatisch über einen Lüfter zu machen, sei gewarnt. Es ist sehr schwierig, einen Lüfter so einzubauen, dass er automatisch auf- und zugeht und im geschlossenen Zustand so dicht ist, dass keine störende Zugluft entsteht. Hier sollten Sie entweder etwas vom Lüftungsbau verstehen oder einen Fachmann hinzuziehen.

Beleuchtung

Ich liebe dieses schummrige, gedämpfte Licht in der Sauna. Nur in dieser angenehmen Dämmerung der Saunakabine lässt es sich so richtig gemütlich entspannen. Dennoch, ohne Licht geht es auch nicht. Daher muss auch der Faktor Licht in der Sauna bzw. Saunabeleuchtung frühzeitig mit geplant werden. Die Lichtstärke und die Lichtfarbe lassen sich auch noch im Nachhinein anpassen: mit schwächeren Leuchtmitteln bzw. färbigen Leuchtkörpern. Denn ganz wunderbar entspannend finde ich in der Sauna auch einen bunten Lichterwechsel. Vor Kurzem habe ich LED-Spots gesehen, die dafür auch geeignet sind. Dazu sollte man wissen, dass LEDs auf Wärme reagieren, sie verlieren dann an Leistung. Deshalb würde ich LEDs in der Sauna nur punktuell einsetzen. Die Verkabelung muss auf jeden Fall bereits eingebaut sein. Gilt es doch Aufputz-Installationen in der Saunakabine zu vermeiden. Am besten wären eingefräste Kanäle in der Saunawand, in die Sie das ummantelte Kabel einziehen können. Dann müssen Sie nur an der Stelle, an der die Beleuchtung vorgesehen ist, ein Loch in die Saunawand bohren und das Kabel herausfädeln. Die Beleuchtung sollte immer indirekt sein, für diesen Fall gibt es sehr schöne Blenden aus Holz, die über die Lampe montiert werden.

Für einen entspannten und gemütlichen Abend in der Sauna sollte man sich auch Gedanken machen, wie die Beleuchtung im Vorraum oder im Wohnzimmer gestaltet wird. Es ist der Stimmung abträglich, wenn in der Sauna ein angenehm gedämpftes Licht scheint, die aber dahin ist, wenn im Vorraum gelles und direktes Licht scheint. Hier bieten sich dann die energiesparenden LEDs an, denn die Temperaturen sind im Vorraum niedriger als in der Sauna. Einen LED-Spot kann man gut indirekt vor der Sauna platzieren. Die Planungen sollten daher idealerweise das Gesamtkonzept Sauna umfassen. Beleuchtungsideen findet man in jedem Leuchten-Shop. Zum Beispiel eignen sich Wandleuchten im Vorraum der Sauna.

Sehen Sie immer zwei voneinander unabhängige Beleuchtungseinheiten vor oder zumindest eine Beleuchtung und eine Notbeleuchtung. Es gibt nichts Unangenehmeres, als nach dem Durchbrennen einer Saunalampe sich im Dunkeln durch die

Saunakabine nach draußen tasten zu müssen. Experimentieren Sie ruhig etwas mit den Farben der Saunabeleuchtung. Besonders Gelb und Grün haben sich für die gedämpfte Atmosphäre bewährt. Machen Sie die Saunabeleuchtung unabhängig von der Stromversorgung Ihres Saunaofens. Sie wollen später (nicht nur bei der Reinigung der Sauna) auch ein Licht in der Saunakabine haben, wenn der Ofen nicht im Betrieb ist. Verwechseln Sie nicht die Saunabeleuchtung mit der Farblichttherapie. Die Saunabeleuchtung ist notwendig, um die Sauna überhaupt benutzen zu können. Die Farblichttherapie ist eher als Ergänzung der Sauna zu sehen und kann optional eingebaut werden.

Saunaholz und Holzpflege

Das wichtigste Material beim Sauna-Selbstbau ist Holz und nicht irgendein Holz, wie man vielleicht glauben könnte. Nein, nur ausgewählte Holzsorten hoher Qualität sollten Sie beim Saunabau verwenden, das sogenannte Saunaholz. Das Holz sollte wenig Äste haben und darf nicht harzen, außerdem darf es nicht splittern. Wer möchte sich schon beim Saunabaden einen Schiefer einziehen. Womit wir bereits bei den für den Saunabau geeigneten Holzarten wären. Für die günstigen Saunakabinen und Bausätze wird gerne Nordische Fichte (oder auch Polarfichte genannt) verwendet. Das Holz ist eher preisgünstig und robust, hat sehr kleine Asteinschlüsse und verströmt einen angenehmen Geruch in der Sauna. Nordische Fichte wird gerne für die Wände und die Decke der Sauna verwendet. Eine weitere Holzart, welche beim Saunabau gerne verarbeitet wird, ist die Hemlocktanne und zwar die kanadische Hemlocktanne. Diese hat ein besonders weiches und helles Holz, welches eine angenehme weiß-gelbliche Färbung hat.

Das Holz der Hemlocktanne ist gut zu verarbeiten und harzt nicht. Die dritte Holzart für den Sauna-Selbstbau ist Abachi. Eine afrikanische Baumart, welche schnell nachwächst und damit nicht in die gefährdeten Hölzer einzuordnen ist. Abachiholz ist sehr hell, harzfrei, sehr weich und fast vollkommen astfrei. Außerdem nimmt Abachiholz Wärme nur sehr schlecht auf. Aus diesem Grund wird es gerne für die Sitzbänke und Lehnen in der Saunakabine verwendet. Nicht mehr ganz so gängig, aber trotzdem noch öfter eingesetzt wird Rot-Zedernholz. Dieses verströmt einen angenehmen Zedernholz-Duft in der Sauna, wenn man den Geruch von Zedernholz mag. In Österreich wird auch gerne für die Wände und die Decke der Saunakabine das Holz der Tanne verarbeitet. Da es in unserer Region nachwächst, ist der Preis natürlich angenehm niedrig.

Abachiholz und die Verwendung im Saunabau

Der Begriff „Abachi" ist vorwiegend in den deutschsprachigen Ländern üblich und stammt vom nigerianischen Namen „Obeche". Hiermit wird eine besondere Holzart aus Afrika beschrieben. Je nach

Herkunftsland können deutliche Unterschiede bei der Zurichtung des Rundholzes festgestellt werden. Diese machen sich dann vor allem im Preis und der Qualität bemerkbar. Der Abachibaum gilt als weit verbreiteter Baum in ganz Afrika. Das hellfarbige und sehr weiche Laubholz ist leichter als alle anderen Hölzer Afrikas.

Eigenschaften von Abachiholz

Die Dichte des Stammes kann je nach Standort erheblich schwanken. Aufgrund des niedrigen Gewichtes und der geringen Härte kann der Abachibaum mit fast allen Werkzeugen kinderleicht bearbeitet werden. Abachi kann mit nahezu allen Mitteln und Methoden behandelt und gesäubert werden. Weiters lässt es sich schlecht erhitzen, weswegen es in Saunen gerne für Sitzbänke eingesetzt wird. Aber auch die günstigen Isoliereigenschaften machen es zu einer ganz besonderen Holzart. Der feste Sitz von Nägeln und Schrauben ist aufgrund der geringen Härte beeinträchtigt. Abachi zählt zu den besonders gut stehenden Hölzern, da die Schwindungswerte sich als sehr günstig erweisen.

Jeder, der eine Saunaplanung in Angriff nimmt, muss sich für die richtigen Holzarten entscheiden. Holz ist nicht gleich Holz und außerdem eignet sich auch nicht jede Holzart für den Saunabereich. Neben dem Holz der Nordischen Fichte, welches besonders preiswert erhältlich ist und außerdem für den typischen Saunageruch sorgt, eignen sich beispielsweise die Espe, die europäische Tanne und schließlich das Abachiholz besonders gut. Die Espe ist vor allem aufgrund der hohen Stabilität geeignet. Die europäische Tanne weist eine sehr natürliche Musterung auf, sodass der gesamte Look sehr warm und vertraut wirkt. Das Abachiholz bringt einige Besonderheiten mit, sodass es in keiner Sauna fehlen sollte.

Abachi zählt zu den Malvengewächsen und ist ein Tropenholz, jedoch sollte es keinesfalls mit den Tropenhölzern aus Asien verwechselt werden. Abachi ist nämlich nachhaltig beschaffbar. Da es so gut wie splitterfrei ist, eignet es sich besser als jede andere Holzart für den Sitzbereich.

Hemlockholz, Verwendung im Saunabau

Das Hemlock-Saunaholz stammt aus Nordamerika und ist dort unter dem Vollnamen „Pacific Coast Hemlock" bekannt.

Eigenschaften und wichtige Daten von Hemlock

Der Durchmesser eines Hemlockbaumes kann bis über zwei Meter betragen. Astfreie Längen sind bis zu 30 Meter möglich. Der Splint ist etwa zwei Zentimeter breit und hat eine graue bis gelblich-graue Farbe. Das Innenholz ist nur geringfügig dunkler, sodass diese kaum voneinander unterscheidbar sind. Das gehobelte Holz weist auf absolut allen Flächen einen matten und gleichmäßigen Glanz auf.

Da es sich um ein Nadelholz handelt, sind keine Poren vorhanden. Die Holzstrahlen sind also nur als feine Spiegel auf radialen Flächen erkennbar, da sie sehr klein sind. Durch das einseitig scharf begrenzte hellbraune Spätholz sind Jahresringe auf Querschnitten besonders gut erkennbar. Der Gesamtcharakter von Hemlock ist hellfarbig, geradfaserig und feinjährig. Das Nadelholz ist dem Fichtenholz besonders ähnlich.

Die Trocknung kann in den meisten Fällen ohne Probleme durchgeführt werden, auch wenn die Anfangsfeuchte besonders hoch ist. Hemlock wird zu den mittelschweren Hölzern gezählt. Die Bearbeitung ist mit allen Werkzeugen kinderleicht. Wer glatte Hobelflächen erzielen möchte, der muss jedoch gut geschärfte Werkzeuge verwenden. Nageln, schrauben und leimen kann man Hemlock besonders gut. Hemlock ist harzfrei. Hemlock ist im Allgemeinen ein guter Anstrichträger und in allen Farben beheizbar.

Verwendung von Hemlockholz

Vor allem für den Innenausbau wird Hemlock oft verwendet. Es kommt vor allem auf eine deutliche, aber nicht zu stark betonte Holzstruktur an. Aufgrund der Harzfreiheit besteht eine Sonderverwendung im Bereich von Saunaräumen.

Warum ist Hemlock ein besonders gutes Holz für den Saunabereich?

Das Kiefergewächs aus Nordamerika ist fast nirgends in Europa zu finden. Für den Saunabau eignet sich die Hemlocktanne nichtsdestotrotz besonders gut, sodass sie auch häufig Verwendung findet. Grund hierfür ist vor allem die schöne, leichte und weiche Eigenschaft des Holzes. Die gelblich-weiße Farbe vermittelt eine besonders schöne Stimmung und außerdem harzt Hemlock absolut nicht. Darüber hinaus ist es besonders langlebig und gut zu verarbeiten. Der Unterteil des Stammes kann mit der sogenannten Rift-Qualität gesägt werden. Die Vorteile liegen vor allem in der ruhigen Struktur. Hemlock ist für die Feuchtsauna absolut geeignet. Qualität hat jedoch auch ihren Preis, sodass man für dieses schöne und hochwertige Holz ein wenig tiefer in die Tasche greifen muss. Für eine gewerbliche Sauna ist die Verwendung dieses Holzes ein absolutes Muss. Es verleiht der Sauna eine besonders lange Standzeit. Die helle Optik dieses Holzes sorgt für ein sehr schickes und modernes Erscheinungsbild. Eine Hemlock-Sauna kann sich in jedem Wellnessbereich integrieren lassen, da das hochwertige Erscheinungsbild für noch mehr Luxus sorgen wird.

Nordische Fichte für die Außenhülle der Saunakabine

Die Nordische Fichte wächst in der Natur auf nährstoffreichem und feuchtem Boden. Sie weist in der Regel eine ebenmäßige sowie feste Struktur auf und besitzt besonders enge Jahresringe. Aufgrund des Gewichts und der Dichte lässt sich Fichtenholz kinderleicht mit einem Hobel bearbeiten. Es ist geradfaserig und fest, jedoch mäßig weich.

Einsatzbereiche der Nordischen Fichte

Dank der einheitlichen Optik eignet sich die Nordische Fichte für eine dekorative Lösung. Aus diesem Grund wird sie besonders häufig für den Innenausbau und insbesondere für den Saunabau benutzt. Das Erscheinungsbild mit den engen Jahresringen und die durchgehend harmonischen und hellen Farben machen diese Holzart zu einer ganz besonderen. Überwiegend im Innenbereich, als Außenverkleidung und als Konstruktionslösungen kommt die Nordische Fichte zum Einsatz. Bei Endanwendungen, bei denen eine hohe Ästhetik, Festigkeit und Werkzeuggenauigkeit gefordert ist, erweist sich die Nordische Fichte als besonders hilfreich. Vom Kernholz bis zum Splint besitzt die Fichte eine helle Farbe.

Das Holz ist weich und widerstandsfähig, weswegen die Aufbereitung sehr leicht ist. Jede Profilart kann mit großer Präzision ganz einfach behandelt werden. Bei der Bearbeitung wird wenig Energie verbraucht, da sich das Fichtenholz ganz einfach trocknen lässt.

Warum die Nordische Fichte sich für den Saunabau besonders gut eignet und wo die Unterschiede zur einheimischen Fichte liegen:

Die Nordische Fichte weist im Vergleich zur einheimischen eine höhere Qualität auf. Nordische Fichten kommen entweder aus Skandinavien, Russland oder Polen. Sie ist das „Arbeitstier" der Forstwirtschaft. Für den Saunabau eignet sie sich besonders gut, da das Holz robust genug ist, eine feinporige Struktur aufweist und mit den vielen kleinen Asteinschlüssen eine besonders wohltuende Atmosphäre verbreitet. Das Holz der Nordischen Fichte gilt als besonders preiswert. Es wird den typischen Saunaduft verbreiten, der einfach nicht fehlen darf, um das passende Feeling zu übermitteln. Diese Holzart eignet sich sowohl für Decken- und Wandelemente als auch für die Innenverkleidung.

Vor- und Nachteile der Nordischen Fichte

Die Vorteile dieser Holzart bestehen vor allem im Preis, in der Vielseitigkeit und außerdem darin, dass sie besonders schnell nachwächst. Aber auch Nachteile bringen sie mit sich. Unbehandelt ist sie nicht witterungsbeständig. Gegenüber Pilz- und Insektenbefall ist Fichtenholz nicht gerade das widerstandsfähigste.

Espenholz hat eine sehr geringe Wärmeleitfähigkeit

Die Espe ist besonders einfach zu verarbeiten. Sie ist trocken, witterungsbeständig und hat breite Jahresringe.

Nutzung von Espenholz

Besonders beliebt ist die Verwendung von Espenholz beim Saunabau. Da Espen-Saunaholz eine feine Optik und eine geringe

Wärmeleitfähigkeit hat, ist es ideal für den Innenausbau einer Sauna geeignet. Kurz: Das Espenholz ist das klassische Saunaholz.

Warum sich Espenholz für den Saunabau besonders gut eignet:

Die helle Eigenschaft dieser Holzart lässt den Raum gemütlich, warm, aber auch modern wirken. Für die Innenausstattung eignet sich dieses Saunaholz nahezu perfekt, da es eine geringe Wärmeleitfähigkeit hat. Somit können also Sitzbänke oder Liegen angefertigt werden, ohne sich am Ende den Hintern zu verglühen.

Die Espe gehört zu den wenigen Laubhölzern, die nicht nur durch die optischen Vorzüge und die helle und reine Anmutung besticht, sondern auch durch die Stabilität und die Formbeständigkeit. Die Espe ist ein warmes, edles und hochwertiges Laubholz, sodass es wie geschaffen für den Saunabau ist. Sie ist frei von störenden Harzen, was ein weiterer Punkt ist, der für den Saunabau spricht.

Der Einsatz von Thermo-Espe

Thermoholz entsteht infolge einer Modifikation unter dem Einfluss von Wasserdampf und besonders hohen Temperaturen. Die Technologie wird die Eigenschaften des Holzes verändern. Unter der thermischen Behandlung dampfen Harze und Extrakte aus dem Holz aus, sodass es dauerhaft weniger wasseranziehend wird. Gegen den Einfluss von Pilzen und Bakterien wird es besonders widerstandsfähig. Dank dieser Eigenschaften eignet sich diese Holzart perfekt für den Außenbereich einer Sauna.

Somit kann die Espe also nicht nur im Innen-, sondern auch im Außenbereich verwendet werden. Es kommt durch die Modifizierung zu einer Verdunklung der Färbung. Das Spiel mit unterschiedlichen Holzfarben wird der Sauna jedoch einen ganz exklusiven Look verleihen.

Saunatechnik/Saunaofen

Unter Saunatechnik versteht man jene technischen Geräte und Anlagen, die für den Betrieb der Sauna nötig sind. Dazu gehören unter anderem Saunaofen, Steuerung, Lüftung/Klimatisierung, Beleuchtung, Verdampfer usw.

Diese Technik ist das Herzstück der Sauna und trägt einen großen Teil zum Funktionieren der Sauna-Anlage bei.

Saunasteuerung: Um den Ofen, die damit erzielte Temperatur, die Luftfeuchtigkeit, das Licht und vieles mehr regeln und überwachen zu können, benötigen Sie eine gute Steuerung. Die Bedienung der Steuerung sollte einfach und intuitiv sein. Moderne Steuerungen sind kleine Computer, die für viele Anwendungsarten in der Sauna programmiert werden können. Wählen Sie immer eine Steuerung, die zum Ofen passt. Licht, Lüftung und dergleichen können von den meisten Steuerungen mitgeregelt werden. Sehr bequem sind auch neue Steuerungen mit Fernbedienung bzw. mit einer Bedienung über das Mobiltelefon. So kann das Vorheizen bereits aktiviert werden, bevor Sie zu Hause ankommen.

Der Saunaofen sorgt für die Wärme in der Saunakabine. Im Garten wird mangels elektrischem Anschluss noch sehr oft ein holzbefeuerter Ofen genutzt, im Haus oder der Wohnung wird aber fast immer dem elektrischen Saunaofen der Vorzug gegeben. Der Ofen sollte nicht nur optisch ansprechend sein, sondern vor allem seine Funktion erfüllen, dazu muss die Leistung des Ofens passend zur Saunakabine berechnet werden. Im Zweifel lieber den Ofen eine Stufe zu groß als zu klein wählen. Bei einer Überdimensionierung kann die Steuerung das kompensieren. Ist der Ofen aber zu schwach, wird er die Kabine nicht genügend aufheizen können bzw. zu lange für das Aufheizen benötigen.

Lüftung: Frische Luft ist unumgänglich für das Wohlbefinden in der Sauna. Die Luft in der Saunakabine wird durch das Schwitzen, die Atemluft, die Aufgussmittel und die Hitze stark belastet und muss dementsprechend oft gegen frische Luft getauscht werden. Das kann auf natürliche Weise erfolgen, indem es unter dem Ofen eine

Öffnung für die Frischluftzufuhr gibt. Durch die Hitze steigt die frische Luft nach oben und drückt die feuchte und verbrauchte Luft nach unten, wo sie dann über eine zweite Öffnung an der Rückseite der Sauna wieder entweichen kann. Das Lüften mit geöffneter Tür in den Pausen macht den Rest. Oder Sie setzen auf moderne Technik mit einer Lüftungsanlage und passender Steuerung.

Beleuchtung: Bei der Beleuchtung wird zwischen Beleuchtung und Ausleuchtung der Kabine und Effektbeleuchtung unterschieden. Das ideale Licht in der Sauna sollte nicht blenden, eher gedämpft und mild sein und angenehme Farben haben. Bei der Effektbeleuchtung gibt es viele Varianten, vom Sternenhimmel bis hin zur Farblichttherapie. Auch die Beleuchtung wird im besten Fall von der Steuerung geregelt, kann aber auch händisch zu- bzw. weggeschaltet werden.

Wie Sie sicher bemerkt haben, ist meine Aufzählung nur beispielhaft und bei Weitem nicht vollständig. Ich möchte damit nur zum Ausdruck bringen, wie komplex die Saunatechnik inzwischen geworden ist, und was bei der Planung der Technik zur Sauna alles berücksichtigt werden muss.

Ich hoffe, dass Sie viel Freude bei der Lektüre dieses Buch hatten und wünsche Ihnen angenehmes Saunieren. Wenn Ihnen dieses Buch gefallen hat, würde ich mich über eine Bewertung auf Amazon oder ein Feedback auf Sauna-Portal.com freuen.

Ihr

Wolfgang Bartl

Printed in Poland
by Amazon Fulfillment
Poland Sp. z o.o., Wrocław

51915765R00094